肉苁蓉对肠炎及肠癌小鼠模型的治疗作用研究

贾亚敏　著

中国海洋大学出版社

·青岛·

图书在版编目（CIP）数据

肉苁蓉对肠炎及肠癌小鼠模型的治疗作用研究 / 贾亚敏著 . —青岛：中国海洋大学出版社，2018. 7

ISBN 978-7-5670-1864-8

Ⅰ. ①肉… Ⅱ. ①贾… Ⅲ. ①肉苁蓉－研究 Ⅳ. ① R282. 71

中国版本图书馆 CIP 数据核字（2018）第 148523 号

出版发行	中国海洋大学出版社		
社　　址	青岛市香港东路 23 号	邮政编码	266071
出 版 人	杨立敏		
网　　址	http://www.ouc-press.com		
电子信箱	1922305382@qq.com		
订购电话	0532-82032573（传真）		
责任编辑	邵成军	电　　话	0532-85902533
印　　制	日照报业印刷有限公司		
版　　次	2018 年 7 月第 1 版		
印　　次	2018 年 7 月第 1 次印刷		
成品尺寸	170 mm ×230 mm		
印　　张	9. 625		
字　　数	150 千		
印　　数	1—1 000		
定　　价	30. 00 元		

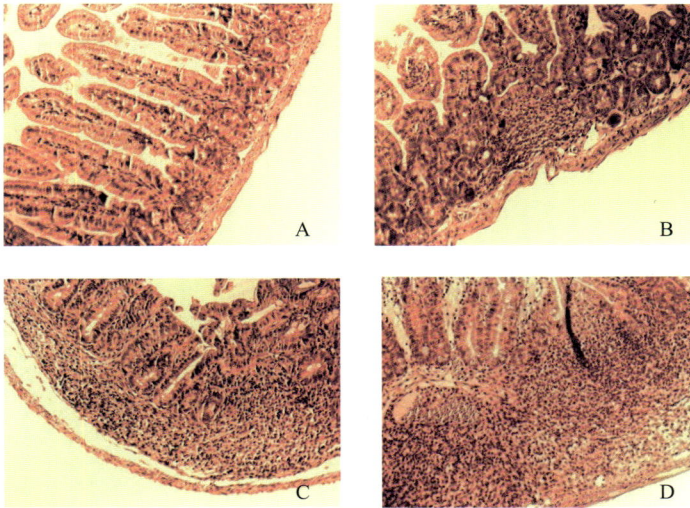

图 3-1　实验小鼠的肠道组织切片

注:A 为正常小鼠的肠道组织:腺窝,杯状细胞存在;B 为异常增生图示:仍有腺窝等组织结构,其显著特征为基层加厚;C 为腺瘤图示:肌层增厚,显著特征是杯状细胞大量消失;

　　D 为肿瘤图示:腺窝和杯状细胞大面积缺失,肌层显著增厚,出现大量炎性细胞浸润。

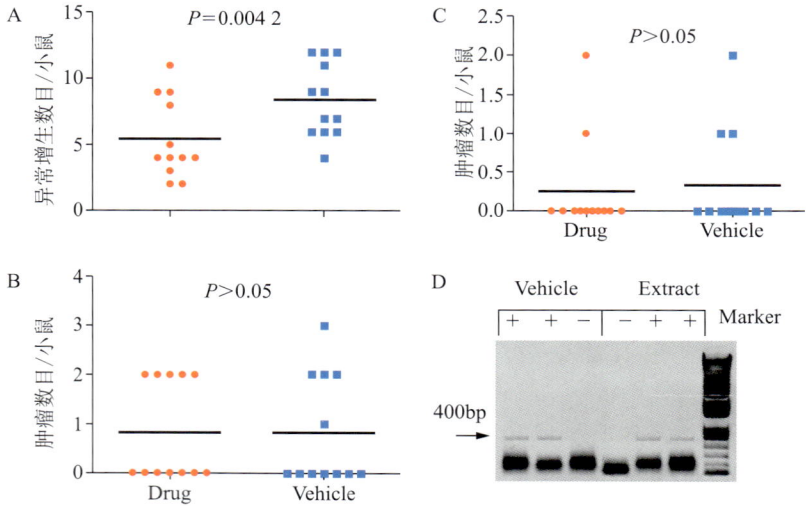

图 3-2　饲喂肉苁蓉水提取物对模型小鼠肠道组织结构及
幽门螺杆菌感染的影响

注:A 为饲喂肉苁蓉水提取物对肠道异型增生的影响,每个点代表每只小鼠携带的异常增生的
数目,横线是平均值,表示各组中异常增生数目的平均值;B 为饲喂肉苁蓉水提取物对肠道腺瘤
的影响;C 为饲喂肉苁蓉水提取物对肠道肿瘤的影响;D 为 16Sr DNA PCR 检测幽门螺杆菌感染
结果的示意图,在 400 bp 处有条带,表明有幽门螺杆菌的感染,没有检测到条带,表示没有幽门
螺杆菌的感染。

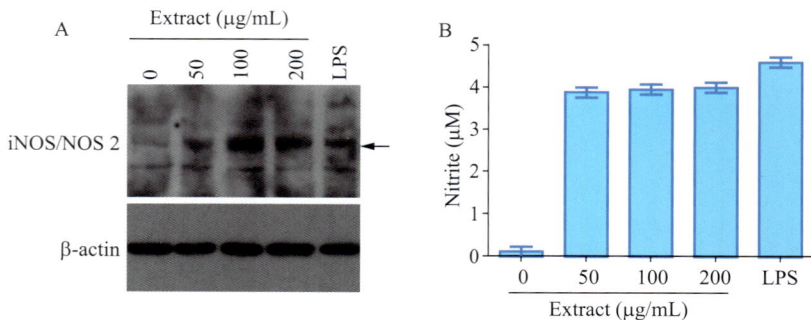

图 3-6　不同浓度肉苁蓉水提取物对 RAW264. 7 细胞 iNOS 蛋白表达及 NO 生成的
影响

注:A 为不同浓度的肉苁蓉水提取物增强 RAW264. 7 细胞 iNOS 的表达;B 为不同浓度的肉苁蓉
水提取物促进 RAW264. 7 细胞 NO 的生成

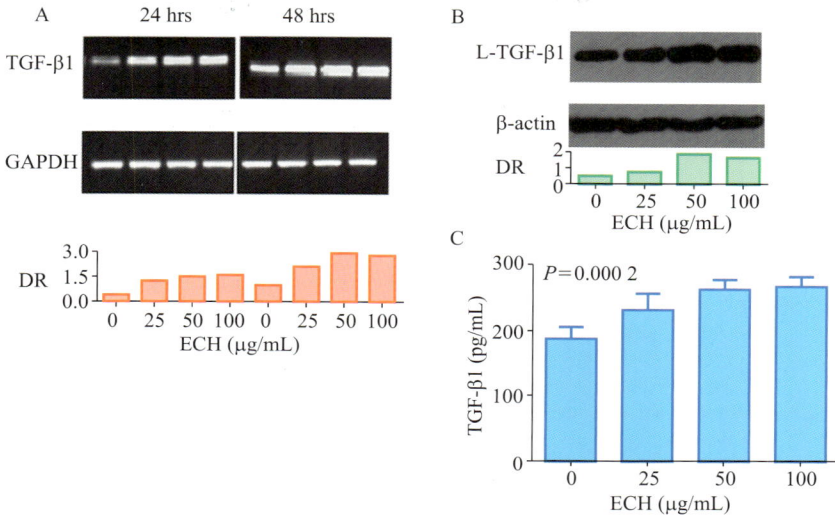

图 4-6　ECH 上调 MODE-K 细胞中 TGF-β 的表达

注:A 为 PCR 检测不同浓度 ECH 处理 MODE-K 细胞 24 h、48 h TGF-β-mRNA 的表达。B 为 Western Blot 检测 TGF-β 蛋白表达水平。C 为 ELISA 测定不同浓度的松果菊苷处理 MODE-K 细胞后细胞液中 TGF-β 分泌水平。

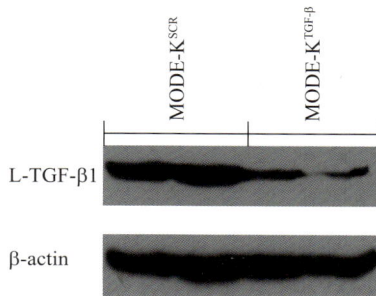

图 4-8　Western Blot 检测 TGF-β1 在 MODE-K^{SCR} 和 MODE-K$^{TGF-β}$ 细胞的表达差异

注:其中 MODE-K^{SCR} 细胞的 TGF-β 表达正常,而 MODE-K$^{TGF-β}$ 的 TGF-β 表达受阻。

Vehicle ECH

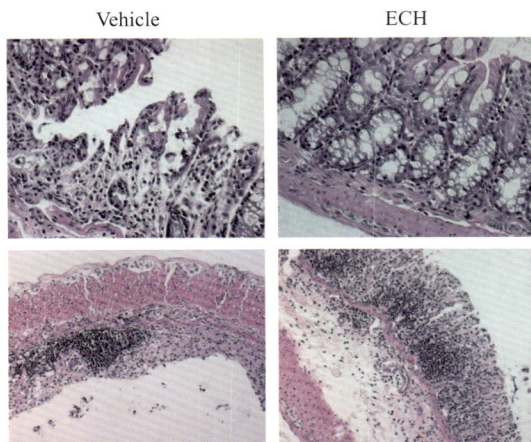

图 5-2 松果菊苷饲喂对肠道上皮组织损伤和浸润组织的影响

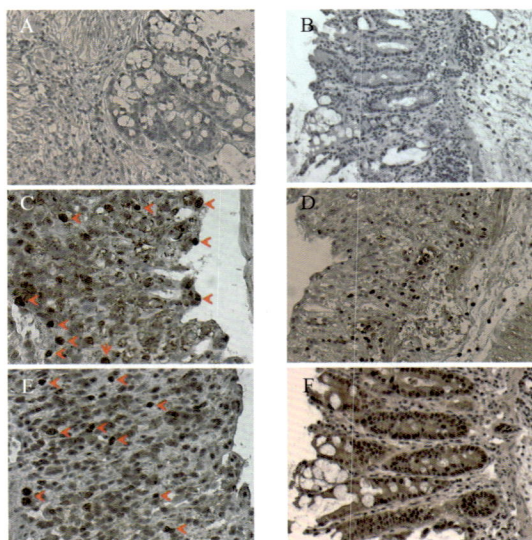

图 5-5 松果菊苷饲喂组小鼠和对照组小鼠的肠道组织切片中 MPO（A-C)和 Ki67

（D-F)表达的差异

注:图为 400 倍显微镜下典型肠道组织切片,其中 A 为正常饮食小鼠的肠道组织切片;B 为 3% DSS 处理并饲喂正常饮水的小鼠肠道组织切片,经 MPO 抗体染色标记;C 为 3% DSS 处理并饲喂 ECH 的小鼠肠道组织切片,并经 MPO 抗体染色标记;D 为正常饮食小鼠的肠道组织切片;E 为 3% DSS 处理并饲喂正常饮水的小鼠肠道组织切片,经 Ki67 抗体染色标记;F 为 3% DSS 处理并饲喂 ECH 的小鼠肠道组织切片,并经 Ki67 抗体染色标记。

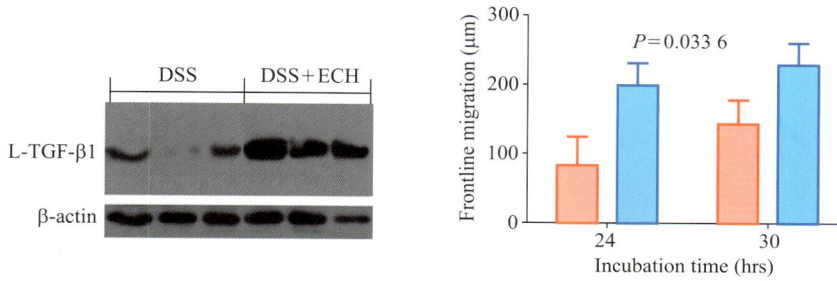

图 5-6　DSS 和松果菊苷处理对肠炎小鼠肠道组织中 TGF-β1 的表达的影响及松果菊苷处理对 MODE-K 细胞培养中刮痕修复能力的影响

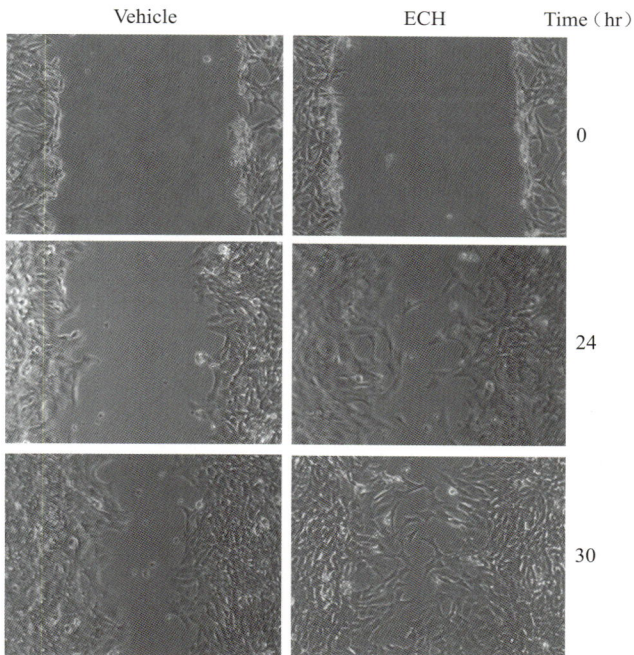

图 5-7　不同培养时间下松果菊苷对 MODE-K 细胞刮痕修复的变化

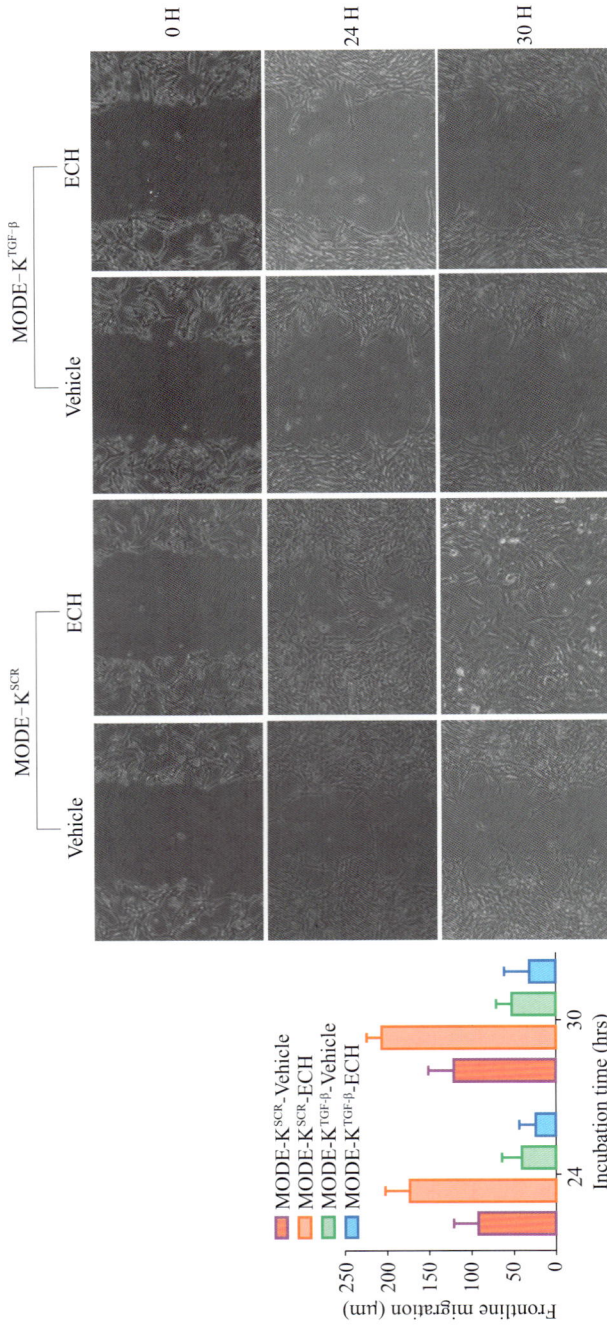

图 5-8　松果菊苷对肠道组织细胞培养过程中阻断 TGF-β1 表达细胞的刮痕修复

内容简介

大肠癌（Colorectal Cancer，简称 CRC）是结肠癌和直肠癌的总称。世界范围内每年有 100 万新增病例，是第三大类型恶性肿瘤，被列为继肺癌和支气管癌、男性前列腺癌、女性乳腺癌之后第三大常见致死肿瘤类型（American Cancer Society，2011）。其发生过程为大肠黏膜上皮在环境或遗传等多种致癌因素作用下发生恶性病变，常伴有扩散和转移。随着更多的研究揭示炎症与癌症之间的联系，结肠炎相关性大肠癌的研究将为揭示大肠癌的发生机制和药物开发治疗评价提供更多的信息途径。而以保护肠道黏膜结构的完整和确保肠道吸收消化功能，提高肠道黏膜自身的修复损伤功能以维持肠道黏膜的屏障功能的思路，也将更多的防病治病的中医理念和智慧融汇其中，将为大肠癌的预防和炎症性肠病（Inflammatory Bowel Disease，简称 IBD）的治疗提供新的依据。

中药肉苁蓉的化学成分研究成果显示，肉苁蓉含有挥发性物质、苯乙醇苷类、多糖类、木质素类、糖苷类等 120 多种化合物。药理学研究揭示，肉苁蓉能提高学习和记忆能力，可用于治疗阿尔茨海默等老年痴呆性疾病；可增强人体免疫力，有抗老化和抗衰老的功效；通过促进大肠蠕动，减少大肠对水分的吸收而改善胃肠道环境，有润肠通便的作用。自肉苁蓉中提取分离的松果菊苷（Echinacoside，缩写为 ECH）对于 H_2O_2 以及肿瘤坏死因子-α（Tumor Necrosis Factor-α，简称 TNF-α）等细胞因子诱导的神经细胞凋亡有显著的抑制缓解作用。有关肉苁蓉中活性物质的化学结构及其生物活性的研究表明，肉苁蓉具有显著的抗氧化活性，这源自其丰富的酚羟基结构。而炎症性肠炎的发生伴随肠道表皮细胞的损伤及病原微生物的入侵，引起一系列异常免疫反应和氧化应激等反应过程。充分利用我国特色中药材，利用其中特有化学成分防治疾病，是开发炎症性肠病和大肠癌治疗药物的重要途径。

本书应用敲除转化生长因子-β1（TGF-β1）的易患肠癌模型小鼠，研究肉苁蓉水提取物对该模型的治疗作用；用松果菊苷处理 H_2O_2 以及 TNF-α 诱导的 MODE-K 细胞凋亡模型，检测该化合物对肠道表皮细胞的保护作用，进一步揭示保护机制；通过 3% 右旋葡聚糖硫酸钠（Dextran Sulphate Sodium，简称 DSS）诱导小鼠急性肠炎模型，评价松果菊苷对肠炎的治疗和缓解作用，并探讨松果菊苷的作用机理。具体研究内容和结果如下：

1. 应用 $TGF-β1^{+/-}$ $Rag2^{-/-}$ 易患肠癌小鼠模型，按照 0.4 g/kg/d 肉苁蓉水提取物干燥粉末的用量饲喂小鼠 3 个月，发现肉苁蓉水提取物可以显著减少该小鼠肠道发生的与炎症相关的异型增生，减少肠道中幽门螺杆菌的感染；促进脾细胞重量的增加，但不改变脾细胞中 NK 细胞和巨噬细胞的比例；在体内和体外均能增强脾细胞的细胞毒性。

2. 应用培养小鼠巨噬细胞系 RAW264.7 细胞，添加 100 μg/mL 的肉苁蓉水提取物，结果发现肉苁蓉水提取物可以促进该细胞系 NO 的生成，且上调 iNOS 酶的表达；表明肉苁蓉水提取物具有增强巨噬细胞吞噬的能力。

3. 应用培养小鼠肠表皮细胞系 MODE-K 细胞，添加 50 μg/mL 的松果菊苷，结果发现添加松果菊苷可以促进细胞增殖并减少凋亡细胞比例；促进细胞 TGF-β1 蛋白的分泌，上调细胞水平 TGF-β1 的表达，并增加信使 RNA 水平的表达；可以减少 H_2O_2 以及 TNF-α 所诱导的细胞凋亡；通过上调 TGF-β1 表达的途径对 H_2O_2 以及 TNF-α 诱导的凋亡细胞产生保护作用。

4. 应用 3% DSS 诱导小鼠急性溃疡性肠炎，按照 600 μg/kg 松果菊苷 / 小鼠 / 天的标准饲喂小鼠，发现松果菊苷可以有效缓解 DSS 导致的急性溃疡性肠炎症状：体重降低幅度减小，不成形血便减少，小鼠的疾病活动指数降低；减少 DSS 对肠道表皮结构的损伤，可抑制肠炎发生时对结肠长度的缩短作用；减少结肠肠段中 NO 的生成；可以维护肠道黏膜结构的完整性，有助于表皮细胞的修复，减少炎症对腺窝和杯状细胞的损伤；增加肠道组织中 Ki67 阳性细胞的比例，表明可以通过增加表皮细胞的增殖能力缓解 DSS 对肠道的损伤，减少病原微生物的入侵；促进肠道中 TGF-β1 的表达。

5. 松果菊苷可以促进原代表皮细胞的增殖。通过细胞刮痕实验，验证添加松果菊苷后对 MODE-K 细胞刮痕的修复，结果表明松果菊苷对 DSS 诱导凋亡的 MODE-K 细胞有保护作用，在刮痕 24 h 后发挥作用。

本研究中首次发现肉苁蓉对炎症相关肠癌的治疗作用，松果菊苷是其中主要的活性物质；发现松果菊苷可以通过上调 TGF-β1 表达的方式促进表皮细胞增殖，缓解各种引起凋亡的因素对细胞的损伤；可以有效缓解 3% DSS 诱导的急性溃疡性肠炎小鼠的症状，可以通过促进肠道组织表皮细胞 TGF-β1 的表达,维护肠道黏膜屏障的结构和功能。因此,可继续研究探讨松果菊苷对炎症性肠病和与炎症性肠病相关大肠癌的应用,揭示松果菊苷对细胞因子、趋化因子以及 NK-KB 等与炎症有关因素的研究,为进一步开发松果菊苷对炎症性肠病以及与炎症性肠病相关的大肠癌的预防和治疗提供更多的背景和依据。

INTRODUCTION

Colorectal cancer included the tumor generated in the colon (intestine) and rectal, ranked behind the lung cancer and bronchial cancer as the third most common cancer in men (the second is prostate cancer) and the third (the second is breast cancer) in women worldwide. There is about 1 million new cases every year (American Cancer Society, 2011). The epidemiological studies suggest that many risk factors associate with this disease, including all kinds of malignant lesions under the environmental and genetic factors, and accompany with diffusion and metastasis. As more and more research explored the connection between the inflammation and cancer, the studies on the colorectal associated cancer will provide more valuable information on the generation mechanism and drug development. Moreover, we aimed to protect the integrity of the colon mucous structure, further assure the function of the absorb ability and digestion, improve the intestine mucous self-restoration and maintain the barrier function of the colon mucous, which will combine the preventive and curative disease essence of traditional medicinal idea and wisdom, and provide new approaches to the preventation and treatment of the colorectal cancer and inflammatory bowel disease.

The research about the *Cistanche destericola*, which is known as a famous Chinese herb medicine, suggested that there are some volatile component, phenylethanoid glycosides, polysaccharides, lignin and glycosides, with more than 120 kinds of compounds in it. The pharmacological studies showed that the *C. destericola* can improve the study and memory capacity, and treat the Alzheimer's disease, and other agedness disease; can reinforce the immunity and anti aging; can promote the bowel movement and reduce the moisture absorbing ability of the bowel and improve the environment of gastrointestinal tract. Echinacoside, which is a major component of the *C. deserticola*, can significantly protect the neurocyte cells from the H_2O_2 and TNF-α induced apoptosis. The correlative report on the chemistry structure and the bioactivity indicated that the specific anti-oxidation of the Cistanche based on the abundant phenolic hydroxyl structure. Because of the damage of intestine epithelial layer, the invation of pathogenic microorganisms generally induced a series of abnormal immunity reaction and oxidative stress as well as other processes during the inflammatory bowel disease.

This study applied the TGF-$\beta1^{+/-}$ Rag2$^{-/-}$ mice model which is prone to colon cancer, and evaluate the effect of Cistanche extract after the treatment of these mice; treated the apoptosis cell model induced by H_2O_2 and TNF-α on MODE-K cells with Echinacoside, and detected the protective effect to the colon epithelial cell line and studied more about the protection mechanism; induced mice acute colitis model by 3% DSS, treated these mice with ECH and tested the efficacy of ECH to ameliorate the colitis and explore the pathway of ECH. Here are the contents and results as follows:

1. By applying to the TGF-$\beta1^{+/-}$ Rag2$^{-/-}$ mice model, and treating the mice with Cistanche extract on the concentration of 0.4 g/kg/day for 3 months, we found the Cistanche extract treatment can significantly reduce the hyperplasia associated with the inflammation, and decrease the infection of Helicobactor in the intestine; that the Cistanche extract treatment can increase the weight of the spleen, without changing the percentage of the NK cell and macrophage cell in the splenocytes; and that the Cistanche extract treatment can boost up the cytotoxicity of splenocytes *in vitro or in vivo*;

2. By applying the mouse macrophage cell line RAW264.7 cell as *in vitro* model, the addition of 100 μg/mL Cistanche extract can enhance the NO production and up regulate the nitric oxide synthase II expression and stimulate the phagocytosis in the cell culture model;

3. By applying the mouse epithelial cell line MODE-K cell as *in vitro* model, the addition of 50 μg/mL ECH can promote cell proliferation, deduce cell apoptosis, stimulate the TGF-$\beta1$ protein secretion, up regulate the TGF-$\beta1$ expression and enhance the mRNA expression. ECH can significantly stimulate cell proliferation and enhance cell survival by reducing cell apoptosis in the presence of H_2O_2 or the mixture of pro-inflammatory cytokines, while transforming growth factor expression was up regulated in a dose-dependent manner;

4. By applying the acute colitis mice model induced by 3% DSS, after 7 days of 600 μg/kg ECH treatment, we found the ECH suppressed the development of acute colitis, indicated by lowering disease activity index; and that ECH protected intestinal epithelium

from inflammatory injury but had less effect on inflammatory cellular infiltration. The beneficial effect of ECH treatment was associated with up-regulation of transforming growth factor as well as with an increase in the number of Ki-67[+] proliferating cells in diseased colons;

5. In cultrued MODE-K cells, the addition of ECH enhanced *in vitro* wound healing that depended on TGF-β1 expression.

In conclusion, this study indicated that the oral administration of Cistanche extract reduces inflammatory hyperplastic polyps in the TGF-β1$^{+/-}$ Rag2$^{-/-}$ mice model for the first time, and further found the ECH is the major active component; that ECH was based on the up-regulation of TGF-β1 expression to play an important role in acceleration of epithelial cell proliferation, and ameliorated cell damage induced cell apoptosis by other factors; and that ECH could suppress the acute colitis in 3% DSS induced mice model, be associated with the up-regulation of TGF-β1 expression in the intestine epithelial cell, and maintain the structure and function of the colon mucous barrier.

Finally, we can do further research to discuss the application of ECH in the IBD and colon cancer associated with IBD, so that we can explore the related cytokines factors, chemokine factors, NK-KB and other factors associated with the inflammation, and it will be useful to imply the potential of ECH or its derivatives for clinically treating IBD and colorectal associated cancer.

Contents | **目　录**

第一章

肉苁蓉水提取物和松果菊苷的研究概况及本书的内容和意义

1.1 概 述

中药肉苁蓉（Herba Cistanche）始载于《神农本草经》，是一种使用频率较高的补益类药材，是列当科（Orobanchaceae）肉苁蓉属（Cistanche）干燥肉质茎。肉苁蓉属在全世界约有 20 种，分布于北半球温暖的干燥地区，主产于中亚、西亚及我国的新疆、内蒙古、甘肃、宁夏等地的沙漠地区，是一种多年生的专性根寄生植物。自身缺乏叶绿素，无法进行光合作用，因此无法实现营养自给，主要依靠和寄主连接的根部获取水分和各种营养物质。我国的肉苁蓉共有 4 个种和 1 个变种：荒漠肉苁蓉（*Cistanche Deserticola*）、盐生肉苁蓉（*C. salsa*）、白花盐苁蓉（*C. salsa* var. Albiflora P.F.Tu et Z.C.Lou，var.Nov）、沙苁蓉（*C. sinensis*）和管花肉苁蓉（*C. tubulosa*）。不同种的寄主分别为梭梭（Haloxylon ammodendron）、白梭梭（*Haloxylon Persicum* Bunge ex Boiss. Et Buhse）、柽柳（*Tamarix chinensis* Lour.）和盐爪爪（*Kalidium foliatum*（Pall.）Moq.）等。其中，我国内蒙古西部主产区生长的荒漠肉苁蓉为中药肉苁蓉正品，由 2005 年版《中国药典》收载。药用肉苁蓉通常于春天采收,在肉质茎破土开花前采收为佳,晒干切片备用。临床主要用于提高免疫力、润肠通便及调节神经系统和内分泌系统等。

1.2　肉苁蓉的化学成分研究概况

有关肉苁蓉化学成分的研究始于 20 世纪 80 年代,分别从肉苁蓉的挥发性化学成分和非挥发性成分两方面进行系统研究。挥发性成分中以丁香酚为主要成分;非挥发性物质主要包括苯乙醇苷类、环烯醚萜类、木质素类和多糖类成分。以下将从化学分离方法、含量和结构特点及种类等方面进行概述。

1.2.1　肉苁蓉挥发性成分研究现状

马熙中等(1991)采用超临界流体萃取技术测定荒漠肉苁蓉中挥发性成分中的 30 多种化合物,并认为主要成分是丁子香酚;回瑞华等(2003)通过蒸馏和萃取法提取得到约 3.5% 的挥发油成分,利用气相色谱 – 质谱联用法确认了其中的 24 种化学成分,主要种类为丁香酚。

1.2.2　肉苁蓉非挥发性成分研究

到目前已经从肉苁蓉中分离得到 100 多种非挥发性成分。其中苯乙醇苷类被认为是主要活性部分,松果菊苷和麦角甾苷是肉苁蓉苯乙醇总苷的主要成分,在肉苁蓉中的含量分别为 0.11% ～ 0.53%、0.06% ～ 0.46%。从荒漠肉苁蓉中可分离得到 17 种苯乙醇苷类组分。现在通过高速逆流色谱法可实现苯乙醇苷类物质的高效分离;将高效液相色谱和点喷雾质谱联用,可实现对该物质的定量分析。该类物质由葡萄糖和鼠李糖组成,与苷元直接相连的中心糖为葡萄糖。除单糖苷外,中心葡萄糖的3位连有鼠李糖,在三糖苷中第2个葡萄糖连在中心葡萄糖的6位,在中心糖的4或6位常连有咖啡酰碱、阿魏酰基或香斗酰基等苯丙烯酰基类基团。这类物质富含羟基,是其发挥抗氧化活性的基础。

　　肉苁蓉中另一大类型物质为多糖,分子量较大,目前科研人员已经对其提取及纯化等工艺做了较多研究。通常采用水提醇沉的方法获得多糖。由于多糖类结构复杂,性质不稳定,对其结构鉴定的研究较少。吴向美等(2004)通过高效液相对肉苁蓉中分离纯化的一种中性多糖进行了结构鉴定,经检测为单一对称峰,与标准葡聚糖所做的标准曲线对照,求得该化合物的分子量为 14 000。经三氟醋酸水解法确定其糖组成为葡萄糖;经过完全甲基化后再部分酸水解,气质联用分析确定其主要链接方式是 1,4 和 1,6 链接,没有分支。另外利用核磁共振等方法鉴定了其他两种用 NaOH 提取得到多糖的结构:由 α-(1-6)糖苷键链接的聚合葡萄糖(Wu and Tu,2005)。Jiang et al.(2009)对当前肉苁蓉中多糖的结构研究进行总结,发现有的多糖构成复杂,分支较多,结构的判定需要多个实验反复验证。张雨荷等(2017)指出从肉苁蓉中分离的部分低分子糖含有蔗糖、果糖、葡萄糖等单体。对于这些多糖组分的活性研究较少。也正是由于结构研究复杂,常采用总糖或粗多糖来研究其活性。今后需要投入更多的结构研究,为多糖构效关系的研究提供基础。

　　肉苁蓉中含有环烯醚萜和苷类、木质素以及生物碱等,不同产地、不同采收方式以及不同炮制方式均会对种类和含量产生影响。因此,对其化学成分的深入研究将有助于进一步开发利用该植物,也可尝试化学合成方法,这对于保护该植物资源,促进肉苁蓉产业化发展具有特殊意义。

1.3　肉苁蓉的药理学研究概况

现代中药药理学研究表明,肉苁蓉中的苯乙醇苷类物质是治疗肾虚、抗氧化及发挥神经保护作用的主要成分;半乳糖醇及低聚糖是治疗老年便秘药物的主要成分;多糖类物质对于改善免疫系统功能有重要作用。

1.3.1　肉苁蓉调节神经内分泌系统的作用

肉苁蓉可兴奋垂体-肾上腺皮质激素,有类似肾上腺皮质激素样作用;可增强下丘脑-垂体-卵巢的促黄体功能,提高垂体对促黄体素释放激素(LRH)的反应性及卵巢对促黄体素(LH)的反应性(王彦等,2004)。何伟等(1996)研究证实了肉苁蓉的粗提物有类雄性激素的作用;在试验中以甜菜碱和麦角甾苷作为对照,发现肉苁蓉的粗提物具有和雄性激素类似的作用,可以增加精囊前列腺等副性器官的重量,有雄性激素样作用,且不影响胸腺重量,表现优于性激素。这表明肉苁蓉中的笨乙醇苷类物质发挥雄性激素样作用。

1.3.2　肉苁蓉的神经保护作用

肉苁蓉中具有神经保护作用的单体有 4 个,即类叶升麻苷、松果菊、管花苷 B 和紫葳新苷。可能含有上述单体成分的非单体成分如肉苁蓉总苷、苯乙醇苷类和多糖类等也显示出神经保护活性。肉苁蓉可通过抗凋亡、抗氧化、抗衰老等作用实现对神经系统的保护作用(景富春等,2006),苯乙醇苷类可通过抑制 Caspase-3 和 Caspase-8 而抑制大鼠小脑颗粒细胞的凋亡。蒲小平等（2001）用 50 μmol/L 的 1-甲基 4-苯基吡啶离子（MPP+）刺激大鼠，导致大鼠小脑颗粒细胞发生典型凋亡，而一定浓度的紫葳新苷具有抗神经元凋亡作用。对由 1-Methyl-4-phenyl-1，2，3，6-tetrahydropyridine（MPTP）诱导形成的多巴胺毒性老鼠，苯乙醇苷类物质可以保护老鼠的神经元，以免神经元受到多巴胺毒性影响，并呈现有量效关系（Geng and Song et al.，2004）。

苗鑫等（2017）基于肉苁蓉多糖改善学习记忆功能已有研究的基础上，发现肉苁蓉多糖对神经递质多巴胺、去甲肾上腺素和谷氨酸含量的释放量有明显促增作用；对衰老模型小鼠的学习记忆能力有明显的改善作用，有助于改善东莨菪碱诱导的学习障碍模型小鼠的学习记忆能力，增多突触数量，或上调反应元件结合蛋白。

1.3.3　肉苁蓉的抗衰老和抗氧化活性研究

超氧阴离子、羟自由基、过氧化氢和单线态氧等属于机体代谢过程中产生的活性氧族，过多时易导致细胞膜和细胞器膜损伤，出现脂质过氧化反应并产生大量有害代谢产物丙二醛（MDA）。丙二醛常沉积于神经元和神经胶质细胞，加速神经元凋亡等病变过程，是衰老及其他神经退行性疾病的主要发病因素之一。通过化学方法可以在体外检测到苯乙醇苷有高于维生素 E 的抗氧化活性（吴海虹等，2008）。在体内，肉苁蓉可以影响神经元超微结构，改变老化相关酶的活性和数量，维持正常代谢；减少老化代谢产物（过氧化脂质、脂褐素、丙二醛等）的活性和含量，实现抗衰老的作用（温秀芳等，2006）。大剂量 125 mg/kg/d 肉苁蓉总苷的皮下注射，可以明显抑制 D-半乳糖脑老化模型小鼠海马超微结构的退化，处理组小鼠的神经细胞核圆,细胞器增多,染色质分布均匀,与对照组神经细胞元结构一样(王新源等,2005)。此外,实验检测到肉苁蓉总苷对射线照射小鼠脾损伤模型有防护作用,可以恢复受损脾脏的重量,恢复脾脏功能及活性(蒋晓燕等,2001)。这可能与苯乙醇苷类抗氧化作用及促进脾脏 DNA、RNA 合成有关。

1.3.4 肉苁蓉的免疫活性研究

肉苁蓉的水提液对免疫器官重量及巨噬细胞吞噬功能有明显的影响,对人淋巴细胞 E 花结形成和酸性 α-醋酸萘酯酶(ANAE)的活性有显著的影响。实验结果表明,肉苁蓉属于一种能兴奋垂体-肾上腺皮质激素或有类似肾上腺皮质激素样作用,它能促进和增强单核-巨噬细胞的吞噬能力,所以有益于提高免疫力(石惠芳等,2000)。肉苁蓉中的均一多糖可明显提高巨噬细胞的吞噬及分泌功能,并活化巨噬细胞。合适剂量的多糖可增强 BALB/c 小鼠腹腔巨噬细胞吞噬中性红细胞的能力和促进 NO 释放,并刺激 TNF-α 或 IL-1 产生。肉苁蓉的免疫增强作用可能与此有关(王翔岩等,2009)。进一步研究表明,肉苁蓉多糖可显著促进小鼠脾淋巴细胞增殖,该作用可能与其促 IL-2 分泌有关(王翔岩等,2009)。较高浓度的肉苁蓉多糖能对抗 ISO、DEX 对淋巴细胞增殖的抑制作用,及对抗高浓度 TNF-α 对淋巴细胞增殖的抑制作用,协同低浓度 TNF-α 对淋巴细胞的增殖产生促进作用。这表明肉苁蓉多糖能促进细胞进入分裂期,对小鼠胸腺淋巴细胞增殖的促进作用与其促进小鼠胸腺淋巴细胞内钙释放有关(曾群力等,2002)。从肉苁蓉中分离纯化的阿拉伯糖 ACDP-2 表现出刺激免疫系统反应的作用,可以促进从小鼠脾脏分离的淋巴细胞增殖,随着多糖剂量增加,增殖活性增强（Wu and Gao et al.，2005）。更深入的关于肉苁蓉低分子糖的免疫活性研究表明,肉苁蓉中分离的低分子多糖通过 IKK-β/IκBa/NF-κB 信号通路激活小鼠腹腔巨噬细胞释放炎性细胞因子,进而发挥细胞免疫的激活作用（张雨荷等,2017）。

1.3.5　肉苁蓉其他作用研究

小鼠服用肉苁蓉、淫羊藿等助阳药后可使其御寒能力明显提高,显示肉苁蓉有提高动物御寒能力的作用。肉苁蓉水煎液给小鼠灌胃,可使小鼠游泳时间延长,负荷运动后血清肌酸激酶升高幅度降低,运动后线粒体普遍增生、肥大,肌原纤维结构保持完整,服用后无明显损伤。从肉苁蓉中提取的环烯醚糖苷京尼平苷酸是一种很强的抗氧化剂,其 $IC50 = 1.56 \times 10^{-4}$,作用优于维生素 E（$IC50 = 1.95 \times 10^{-3}$）,这说明肉苁蓉是在增强体质的基础上实现其抗疲劳作用的（王义明等,2000;宋立人等,2001）。

此外,肉苁蓉能显著提高小鼠小肠推进度,缩短小鼠通便时间,有效对抗阿托品服用后产生的抑制排便作用,同时抑制大肠的水分吸收,从而促进粪便的湿润和排出,具有确切的"润肠通便"作用（张百舜等,1992;屠鹏飞等,1999）。通便的有效物质为无机盐类及亲水性胶体糖类物质。

毛新民等（1999）对结扎大鼠冠脉所致心肌缺血的研究表明,肉苁蓉具有保护缺血心肌的作用;具有降血脂、抗动脉粥样硬化和抗血栓形成等作用;具有降低外周血管阻力、扩张外周血管、降压、抗脂肪肝和抗肿瘤等多种药理活性。肉苁蓉还具有保护肝脏、改善性功能障碍、防治健忘等作用（盛惟等,1998;朴景华等,2001）。此外,肉苁蓉多糖溶液可抑制大肠杆菌、四叠球菌、枯草杆菌、啤酒酵母和橘青霉的生长，最小抑菌浓度分别为 0.437 mg/mL、0.109 mg/mL、0.218 mg/mL、0.437 mg/mL 和 0.874 mg/mL（王晓琴等，2009）。

1.4 松果菊苷的研究进展

松果菊苷是苯乙醇苷类化合物，最早于 1950 年从植物药狭叶松果菊的根部分离得到。更多关于其药效的研究表明，该类成分是抗衰老的主要活性物质。近年 ECH 的药理研究也集中在抗氧化、保护神经、保护肝脏、抗炎、抗肿瘤、改善学习记忆以及免疫调节方面（何文君等，2009）。此外，有报道指出肉苁蓉苯乙醇苷能够预防高原肺水肿的发生，这与其抗炎、抗氧化应激有关（陶义存，2014）。

1.4.1 松果菊苷的来源和提取工艺

松果菊苷的分子式为 $C_{35}H_{46}O_{20}$，是中药肉苁蓉苯乙醇苷类化合物的主要成分。雷厉等（2001）建立了从肉苁蓉中提取分离松果菊苷的方法，即用水或有机溶剂提取粉碎的肉苁蓉药材后浓缩，经大孔吸附树脂分离，水和有机溶剂依次洗脱，并结合高效液相设备监控，可获得纯度 90% 以上的松果菊苷。

1.4.2 松果菊苷的抗氧化作用

Pellati and Benvenuti et al.（2004）通过研究松果菊苷对 DPPH·、O_2·、OH· 等自由基的清除能力及小鼠肝微粒体脂质过氧化、抗过氧化性溶血，发现松果菊苷具有较强的清除活性氧的作用，并具有显著的抗小鼠肝微粒体脂质过氧化、抗过氧化性溶血作用。相关的研究揭示松果菊苷发挥抗氧化活性的机理在于其含有丰富的酚羟基和邻二酚羟基。Xiong and Kadota et al.（1996）研究了 9 种主要的苯乙醇苷类物质，发现它们均有清除自由基的活性，对大鼠肝微粒损伤诱导的脂质过氧化有抑制作用。在大鼠血管性痴呆模型中，也发现松果菊苷有上调痴呆大鼠海马组织脑源性神经营养因子、酪氨酸激酶 B 表达的作用（杨倩等,2017）。

1.4.3　松果菊苷的神经保护和提高记忆力的作用

预先用松果菊苷处理由 TNF-α 诱导的神经细胞 SH-SY5Y 2 h,与仅用 TNF-α 诱导处理相比,可以提高该细胞的存活率,抑制 DNA 降解的发生,且发现松果菊苷发挥保护作用的机理是抑制细胞内活性氧产生,恢复线粒体的功能,抑制 Caspase-3 的活性（邓敏等,2005）。匡荣等（2009）用松果菊苷处理由 H_2O_2 诱导的 PC12 神经细胞,检测细胞存活率和线粒体膜电位,发现该化合物可以增加活细胞数,减少凋亡细胞比例,升高线粒体膜电位,减少 H_2O_2 对细胞的损伤,同时可通过下调 P53、上调 Bcl-2 的表达实现。同时研究发现苁蓉总苷可以明显改善 D-半乳糖联合亚硝酸钠所致阿尔茨海默病小鼠的学习记忆能力,提高小鼠或大鼠脑内 $Na^+-K^+-ATPase$、GSH-Px 和 SOD 的活性,降低 NO 的含量。

1.4.4　松果菊苷的抗肿瘤作用

松果菊苷抗肿瘤活性的发挥与其化学结构相关,同理,苯乙醇苷类物质的羟基决定了其抗肿瘤活性,羟基越多,活性越好,而当这些酚羟基被甲基化后,则对癌细胞生长无抑制作用,抗肿瘤活性消失(李忌等,1995)。

1.4.5　松果菊苷的免疫调节作用和保肝作用

据研究,苯乙醇苷类化合物具有对人体免疫系统的调控作用,能抑制免疫反应的活性。李媛等(2010)通过给小鼠皮下注射 D-半乳糖建立亚急性衰老模型,设置松果菊苷处理组(20 mg/kg、40 mg/kg、60 mg/kg)和对照组(维生素 E 40 mg/kg),检测血清细胞因子的变化以及干细胞变化,结果发现松果菊苷处理能够提高小鼠血清中 IL-2 含量,增强小鼠腹腔巨噬细胞的吞噬功能和淋巴增殖反应,降低 IL-6 和干细胞线粒体 DNA 相对含量。这表明其具有提高机体免疫功能、减少肝细胞损伤的作用。

1.5　中药治疗肠炎和肠癌的研究现状

中医认为大肠癌发病是由于脾胃失调,湿浊壅滞,湿热下注,脾肾阳虚或肝肾阴虚,久而久之结为肿块。传统中医学认为溃疡性结肠炎(Ulcerative Colitis,简称 UC)属于"肠癖"的范畴,主要致病邪气为湿热,是脾胃虚弱、湿热内蕴、肾阳不足、瘀血阻滞等多个因素作用的结果(肖迅等,2017)。目前无特效药,因此大肠癌被世界卫生组织列为现代难治疾病之一。中医按照祛邪与扶正两大原则治疗恶性肿瘤,分为清热解毒、活血化瘀、软坚散结、利水渗湿、消肿止痛等治法(郑肖莹,1995)。国内外研究人员对传统中药的抗炎作用进行了研究,例如利用单味中药或中药有效成分直接抑制环氧化酶-2(Cyclooxygenase-2,简称 COX-2)活性,或抑制 COX-2 的 mRNA 和蛋白水平,发挥抗炎作用(哈俊等,2011)。利用对 T 淋巴细胞有影响的中药,抑制异常增高的体液免疫,提高功能低下的细胞免疫而治疗炎症性肠病。利用某些中药对细胞因子有影响的理论,用常用验方饲喂炎症性肠病大鼠模型,发现可以降低血清中 TNF-α 和 IL-6 的水平,减轻局部炎症反应。某些中药配方的制剂可有效清除氧自由基。实验研究发现由于这些中药配方的制剂抑制过氧化反应以及清除氧自由基的作用,可以减轻或阻断炎症部位的脂质过氧化反应,减少自由基对肠黏膜上皮细胞的损伤作用。另外,在炎症性肠病的组织切片中发现,炎症发生部位上皮细胞呈不完全修复,溃疡处组织异常增生,腺窝缺失,杯状细胞减少;大量淋巴、巨噬细胞、嗜酸性粒细胞和嗜中性粒细胞浸润;基于促进溃疡愈合的思路,某些中药可加快修复组织损伤,促进组织修复,保护肠黏膜(郭雁冰,2006)。有关中药有效成分或有效部位对溃疡性结肠炎治疗的药效物质基础研究进展较快,并已获得大量可靠数据,其主要作用原理与控制炎症反应、减轻肠道损伤有关。

中医中药是一个伟大的宝库,值得我们不断挖掘开发。人们在长期使用过程中积累了大量的经验,形成了完整的理论,中医中药具有多环节、多层次、多靶点综合作用的药效特点。近年来对中药治疗癌症的药效和药理作用均有了大量的高水平深入研究,但对于防治炎症性肠病及大肠癌的中草药和处方报道较少,有待深入研究。尤其是在当前,已经明确炎症性肠病和大肠癌发生之间的联系,如何利用中草药防治疾病,提高健康人群的免疫能力,改善和调节炎症性肠病患者的免疫反应,减少和避免发生大肠癌,需要进行较多深入系统的研究。

1.6 本书的研究内容及意义

本书前期应用的是肉苁蓉水提物,是含有多糖、蛋白和苯乙醇苷类物质的混合物。(1)用该水提取物饲喂缺失 TGF-β1 基因的易患大肠癌的模型小鼠,发现该水提取物能够减少模型小鼠肠道细胞异常增生,并且减少幽门螺杆菌的感染,显著增强了脾细胞的细胞毒性,并在体外实验中发现该提取物能够激活巨噬细胞,并促进其吞噬能力。(2)因此,希望能够通过进一步的实验,判断主要的活性部位;通过分离多糖和苯乙醇苷,分别检测这两部分物质对肠道上表皮细胞的敏感性,初步判断并确定苯乙醇苷类是主要活性物质;因此后期研究重点集中在松果菊苷。基于当前研究普遍集中在对神经细胞的保护方面,我们作出了大胆推测:该化合物能够有效保护肠道表皮细胞,并减少表皮细胞的凋亡。由于初期所选实验材料为缺失 TGF-β 的动物模型,我们假设松果菊苷对细胞的保护作用以上调 TGF-β1 基因表达和蛋白产物的方式实现。(3)实验过程中因为松果菊苷表现出较强的抗氧化性,将其用于 DSS 诱导的溃疡性肠炎模型,观察对小鼠体重、肠道组织结构的影响来判断松果菊苷对该模型小鼠的治疗作用。

综上所述,目前已对肉苁蓉及松果菊苷的药理有了深入研究,并且在临床上将苁蓉总苷胶囊用于治疗血管性痴呆等症。检索应用较多的中药配方,并未发现将肉苁蓉列于治疗炎症性肠病的配方。肉苁蓉用于补肾、益精、润燥、滑肠等方面,具有提高免疫力,减少炎症以及润肠通便等功效。本书将在以往研究基础上,利用 TGF-β1 缺陷的肠癌小鼠模型以及 DSS 诱导的急性炎症性肠病模型,并结合体外实验,研究肉苁蓉对正常细胞以及巨噬细胞的作用效果及其作用方式,为评价和应用肉苁蓉作为炎症性肠病治疗提供理论支持,同时也为开发肉苁蓉在炎症性肠病和大肠癌治疗方面的应用,为将来肉苁蓉用于炎症性肠病和大肠癌的防治提供实验依据。

第二章

肠炎和肠癌的研究进展

2.1 概 述

据美国癌症协会对美国人群的统计，大肠癌被列为第 3 大主要类型癌症：在男性群体新增病例中仅次于前列腺癌、肺癌和支气管癌，占新增病例的 9%；同样在女性群体中，次于乳腺癌、肺癌和支气管癌，占新增病例的 10%。在死亡病例的统计中，大肠癌在男性和女性中均为第 3 大主要癌症类型，死亡率为 9%（Jemal and Siegel et al., 2010）。类似的，大肠癌在中国的恶性肿瘤中发病率占第 4～6 位（张振亚等，2000）。尽管大肠癌并不总发生在有炎症性肠病病史的患者身上，但是炎症性肠病的患者却面临较高的罹患大肠癌的概率。包括胃肠道及其他类型的癌变，肿瘤微环境的特征之一为长期的郁积型难以治愈的炎症。从流行病学角度分析，炎性细胞和调节因子在肿瘤微环境中出现，并且通常会与癌变有关（Danese and Mantovani, 2010）。基于此，促进癌变发展的炎症特征也被归为癌症的第 7 个特点（Mantovani, 2009）。那么，炎症性肠病与肿瘤的发病原因和机制是否相同？炎症性肠病如何发展恶化为肿瘤？目前，研究已经表明炎症性肠病与大肠癌之间存在一定联系。因此,系统全面研究炎症性肠病与癌症之间的关系,或以治愈炎症性肠病为目标,根据发病因素采取相应的预防措施,将可能为癌症治疗开辟新的治疗途径和方法。本章将综述炎症性肠病和大肠癌的病因、主要动物模型及其治疗效果和药理研究进展,以期阐明二者之间的联系。

2.2 炎症性肠病的病因

炎症性肠病包含两个概念,广义的炎症性肠病包含各种炎症性肠病,狭义的炎症性肠病仅包含溃疡性结肠炎和克罗恩病(Crohn's Disease,简称 CD)。近几十年来,炎症性肠病的发病率持续增高,这一现象首先出现在社会经济高度发达的北美、北欧,继而是西欧、南欧。我国的发病率亦较前增高,说明与环境因素如饮食、吸烟或其他不明确的因素有关。随着医学、免疫学、分子生物学等学科的发展和交叉,对 IBD 病因及发病机制的研究已经取得长足的进展。我们已经明确炎症性肠病是由环境、遗传因素、感染以及患者免疫系统的异常反应等多因素联合影响,使肠道局部产生异常的免疫反应,并由此所致的肠道慢性非特异性炎症。

2.2.1 与 IBD 有关的环境因素

在诸多导致 IBD 的病因中,很难被理解、同时也最难以解决的问题便是环境因素在 IBD 发展中的作用。环境因素可能是与患者遗传特征同样重要的导致 IBD 的危险因素。与此有关的潜在环境因素包括母乳喂养、婴幼儿时期的感染、抗生素的使用、吸烟、饮食、卫生、职业、受教育情况、气候、污染、压力以及其他因素,如牙膏使用、阑尾切除术、扁桃体切除术、输血经历、与动物的接触等。在诸多的影响因素中,IBD 与吸烟之间的关系研究较为完善。

2.2.1.1 吸烟

有趣的是,吸烟对不同类型的炎症性肠病有不同的影响结果。大多数研究显示吸烟对 UC 患者有保护作用,对 CD 患者则相反。在临床手术和 CD 内镜检查中发现吸烟是一种独立的危险因素,在传统治疗 UC 的方法中添加尼古丁可以改善轻度 UC 的症状,尽管烟草中的成分可用于缓解 UC 的机理并不清晰,而添加尼古丁也仅仅作为辅助治疗。研究显示,尼古丁可以抑制在 UC 中占优势的 2 型辅助 T 细胞(Th2)的功能,但对 1 型辅助 T 细胞(Th1)无影响;并且也会导致 UC 或 CD 患者的致炎或抗炎细胞因子的失衡(Zijlstra,1998)。吸烟对 UC 和 CD 的不同作用及影响仍然令人感到困惑,可能与这两种类型疾病的致病因素有关(Fiocchi,1998)。

2.2.1.2 饮食

将饮食与 IBD 联系起来是很客观的,因为 IBD 会影响到营养的吸收,而饮食方式也会导致 IBD 的发生。IBD 患者的营养不良也是有记载的,特别是 CD 患者通常会表现为缺锌,而缺锌通常与免疫缺陷有关。同时,与饮食习惯相关的因素,如快餐的流行,高脂肪、高蛋白的摄入,较少水果和蔬菜的摄入,都会与 IBD 的增加有关。一项对 2 609 个 IBD 患者(1 269 个 CD,1 340 个 UC)的系统调查研究结果表明,大量摄入脂肪、Ω-6 类脂肪酸以及肉类,将增加患 CD 和 UC 的概率。较高的纤维和水果的摄入与降低 CD 发病有关,较多蔬菜的摄入与降低 UC 发病有关(Hou and Abraham et al.,2011)。通过对大量中老年群体肉类消费水平和肠癌之间相关性的调查数据表明:长期的瘦肉和加工肉食的消费会增加罹患远端结肠癌的风险(Chao and Thun et al.,2005)。小鼠模型也表明西式饮食方式会增加 DSS 诱导的炎症,促进巨噬细胞的浸润,导致小鼠肠道免疫系统紊乱,这将会增加由肠炎发展为肠癌的风险(Kim and Myung et al.,2010)。

2.2.1.3　肠道通透性

肠黏膜在确保营养物质吸收和防止外物入侵的过程中发挥着极其重要的平衡作用:不仅作为肠道的固有屏障,也作为免疫活性细胞参与黏膜免疫反应。IBD 患者中,肠黏膜各组成部分主要功能的破坏和紊乱,将导致肠道通透性的改变,进而激活免疫系统,随后肠组织处于不断的损伤修复过程中。IBD 患者,不论是 UC 患者还是 CD 患者,肠表皮细胞的表型类似,表现为氯和水的分泌增加,伴随腹泻。一般通过增加跨细胞和旁细胞、促进表皮细胞凋亡而增加肠黏膜通透性(Salim and Soderholm,2011)。某些细胞因子的变化与 IBD 发生有密切的关联,例如在 CD 患者中,表现为 TNF-α 的升高;在 UC 患者中,白细胞介素 IL-13 的变化显著。通常认为由某些遗传决定的因素使感染因子或肠腔内普通肠菌等抗原引起上调的 T 细胞免疫反应,吞噬细胞、粒细胞等参与并导致炎症介质的变化,进而形成了对肠壁的损伤,破坏肠道通透性,加剧营养的流失及免疫反应。因此,肠道通透性对病原体、有毒化合物和大分子的过滤和渗透发挥极为重要的作用。基于修复肠道表皮的屏障功能,对于开发治疗 IBD 的新型药物有重要的指导意义。

2.2.1.4 结肠黏液

结肠黏液是一类高分子量上皮糖蛋白,富有簇集的寡糖糖苷与衔接重复的肽单元。富含丝氨酸、苏氨酸、脯氨酸,碳水化合物部分是其主要特征,其理化性质取决于具体黏液中糖蛋白的特性,如果是胃肠道分泌的主要糖蛋白,将是肠道发挥保护和防御功能的重要基础。在胃肠道,尤其是胃内,粘附其上的黏液对于保护胃部的肌肉层发挥至关重要的作用。因此,影响黏液完整性的因素同样被认为是破坏肌肉层的因素,而黏液在癌变及发生癌症迁移的肠道组织中也有重要作用。黏液蛋白的表达或糖基化的改变伴随肿瘤的发展而出现,进而影响细胞生长、分化、转化、粘附、扩散以及免疫监视。目前黏液蛋白的表达已经用于癌症诊断的标记,能否作为治疗靶向也在研究之中(Hollingsworth and Swanson,2004)。UC 患者中发现有糖蛋白组织化学和生化特征的异常,虽然它们之间的因果关系未被论证。因为糖蛋白的组成、化学结构以及亲水性决定了黏液的特征,这些化学特性的改变均有可能改变肌肉层的形成和粘附等功能。研究显示 IBD 患者中肠道黏液的屏障功能均有下降(李宇华等,2006)。由于黏液属于糖蛋白家族,其结构复杂程度远超过蛋白和核酸,但研究 IBD 患者中黏液层的异常将有利于揭示炎症性肠病的发病机制,也因此能发现更合理的治疗手段(Pullan,1996)。

2.2.2 家庭与遗传因素

IBD 流行病学研究一致发现,无论 UC 和 CD,均呈明显的种族差异和家族聚集性,表现为横向到纵向的联系,包括父与子、父与女、母与子、母与女、兄弟姐妹之间。统计研究结果显示, IBD 在一级亲属之间的阳性家族史高达 40%（Farmer and Michener et al., 1980）。因此, 遗传与环境均被认为是高相关性的影响因子。虽然在 CD 中有较 UC 更高的一级亲属之间的阳性概率, 但是至少可以明确, 不同形式的 IBD 可以通过孟德尔遗传模式遗传。

传统的流行病学研究显示, IBD 具有遗传易感性。有关遗传因素与 IBD 之间的关系研究表明, UC 与 HLA-A11 和 HLA-A7 相关联, 而 CD 与 HLA-A9 相关联。这进一步提示 IBD 存在遗传易感性。目前更多的研究结果表明, 3、7、12 号染色体的某些区域与 IBD 有联系: 有研究提示 2、6 号染色体上的标记与 UC 易感相关, 而 16 号染色体上的标记与 CD 易感有关。因此, 致力于研究 IBD 共有的或者特有的基因序列的缺陷, 将可以从基因水平探索 IBD 的发病机制（欧阳钦, 2003）。

2.2.3　IBD 的引起和加重: 微生物的作用

2.2.3.1　细菌感染

微生物在 IBD 发病中的作用一直受到重视, 但至今尚未发现某一特异微生物病原与 IBD 有恒定关系。有研究认为副结核分枝杆菌及麻疹病毒与 CD 有关, 但证据尚缺乏说服力。近年关于微生物致病性的另一种观点正日益受到重视, 这一观点认为 IBD（特别是 CD）是由针对自身正常肠道菌丛的异常免疫反应引起的。有两方面的证据支持这一观点。一方面来自 IBD 的动物模型, 用转基因或敲除基因方法造成免疫缺陷的 IBD 动物模型, 在肠道无菌环境下不会发生肠道炎症, 但如恢复肠道正常菌丛状态, 则出现肠道炎症。另一方面来自一系列对 IBD 的病例研究。这些研究证明 IBD 患者病变部位针对自身正常细菌抗原的细胞和体液免疫反应增强;临床上粪便转流能防止 CD 复发,而复位后 CD 又复发;抗生素或益生菌制剂治疗对某些 IBD 患者有效。上述研究均提示,IBD 可能存在对正常菌丛的"免疫耐受"缺失。

由细菌感染导致 IBD 的病因并不明确。虽然有明确的细菌感染,同时也出现炎症反应,但是这二者之间的关系并未得到验证。同时微生物的感染与临床症状之间的关系并非十分明确。最典型的例子是消化道溃疡与幽门螺杆菌之间的关系。当今快速发展的分子生物学方法将有助于揭示细菌导致 IBD 的机理。Marteau and Chaput(2011)认为细菌是诸多慢性胃肠道紊乱的刺激因子:在寄主的易感性、环境因素及细菌的侵染力综合作用下及胃肠道等淋巴组织的参与下,细菌刺激 B 淋巴细胞增殖,导致 NF-KB 途径的失调,进而导致慢性炎症。因此,应用新的研究手段,针对胃肠道生态系统的基因组学和代谢组学进行系统研究,将会对未来研究产生较大影响。

2.2.3.2　肠道菌群失调

健康人的胃肠道内寄居着多种微生物,这些微生物是肠道健康微环境的守护者。它们按一定的比例组合。各菌群间互相制约,互相依存,在质和量上形成一种生态平衡。一旦机体内外环境发生变化,引起菌群失调,其正常的生理组合被破坏,重新产生病理性组合,这些菌群也可能成为刺激形成 IBD 的因素。研究发现,在 IBD 患者肠道中厌氧菌和乳酸菌显著减少,这可能是肠道共生菌群在修复受损的肌肉屏障或损伤黏膜过程中导致炎症反应的结果。这表明在健康的肠道环境中,这些菌群能够容忍彼此,而在炎症发生时,进一步导致肠道菌群失调,它们彼此之间就形成了排斥。有些肠炎动物模型的实施需要一定的致病菌存在,表明需要正常的菌群来诱导或维持炎症的过程;当出现一个或多个抗原或协同刺激因素时,肠道菌群的失调可以驱使遗传易感寄主的免疫反应。

2.2.4 与 IBD 有关的免疫及非免疫系统

肠道黏膜免疫反应的激活是导致 IBD 肠道炎症发生、发展和转归过程的直接原因。对 IBD 肠道免疫反应和炎症过程的研究有两个重要问题要解决。IBD 免疫反应的激活有多种假说。肠道特异性微生物抗原学说及针对肠上皮细胞的自身免疫学说尚缺乏证据。近年被比较普遍接受的学说认为,IBD 患者存在"免疫耐受"缺失,因而对正常肠道抗原(食物或微生物)发生异常免疫反应。正常情况下,肠道黏膜固有层存在低度的慢性炎症,可能是对肠腔内大量抗原性物质的适应性反应。由于 IBD 患者免疫调节障碍,这种免疫反应不能被正常抑制,最终导致过度激活和难于自限。随后,IBD 肠道黏膜的免疫反应和炎症过程激活。近年的研究对这一途径的细胞及分子生物学机制已有了比较深入的了解。对所产生细胞因子类型的研究表明,CD 是一种典型的 Th1 型反应,而 UC 则是一种非典型的 Th1 型反应。除免疫细胞外,肠道黏膜的非免疫细胞如上皮细胞、血管内皮细胞和间质细胞等亦参与免疫反应和炎症过程,它们之间相互作用,从而释放出各种细胞因子及炎症介质导致肠道炎症的发生和发展。在这一过程中还有许多参与炎症损害的物质,如反应性氧代谢产物、一氧化氮等。认识这些免疫炎症过程中相互作用的信息传递网络,以及在不同疾病(UC 和 CD)及其过程中这一网络的变化,将有助于我们发现阻断这一传递过程的药物并用于 IBD 的治疗,抗肿瘤坏死因子 α(TNF-α)单克隆抗体成功用于 CD 治疗便是例证。

目前,对 IBD 病因和发病机制的认识可概括为:环境因素作用于遗传易感者,在肠道菌丛(或者目前尚未明确的特异性微生物)的参与下,启动了肠道免疫及非免疫系统,最终导致免疫反应和炎症过程。可能由于免疫调节紊乱(或特异抗原的持续刺激),这种免疫炎症反应表现为过度亢进和难于自限。一般认为 UC 和 CD 是同一疾病的不同亚类,组织损伤的基本病理过程相似,但可能由于致病因素不同,最终导致组织损害的表现不同。

章荣华(2000)在对炎症性肠病进展的综述中,结合国外文献把 IBD 的可能发病机理描述成两个阶段:第一阶段,某种始动损害因子在其他因素促进下,作用于肠黏膜并导致组织损伤。这些损害因子可来源于肠腔内的刺激物,如食物抗原或持续存在感染的微生物。同时,黏膜屏障本身存在缺陷,使其得以穿过黏膜。黏膜免疫系统的调节也有异常,或者机体对腔内刺激物的黏膜反应起下调作用的反馈机制有缺陷,于是对刺激发生过度反应;疾病发生的第二阶段包括炎症反应的展开与扩大。几种类型的细胞,包括淋巴细胞、中性粒细胞、巨噬细胞和肥大细胞,聚集在最初损害的部位。这些免疫和炎症细胞继发产生一系列的介质,如 CK 廿烷类、自由基及补体通路的成分,最终导致 IBD 的发生。

IBD 与免疫系统的激活及免疫细胞产物之间的关系非常密切。无论是细胞免疫还是体液免疫,人类白细胞抗原(HLA)的限制在免疫反应中起了关键作用。正常的结肠上皮不表达 HLA-Ⅱ类抗原,但在 IBD 活动期却具有表达能力,使得上皮细胞成为抗原提呈细胞而导致进一步的免疫激活。Toyoda and Wang et al.（1993）用分子学基因分类并结合使用 PCR 等位基因特异性寡核苷肽杂交技术系统研究了 HLA-Ⅱ类基因与 IBD 的关系。结果表明，CD 患者的 HLA-DR1 出现率增加（P＜0.05），UC 患者的 HLA-DR2 出现率增加（P＜0.01），而 HLA-DR4 与 HLA-DRw6 出现率均减少（P＜0.05）。Masuda and Nakamura et al.（1994）研究则发现，DR4 出现在左半结肠的频率比全结肠要高，DRw11-DR2 结合型在全结肠炎患者中有非常高的检出率，而在患者行结肠切除术后，DRw11 出现率减少。

2.3　炎症性肠病及肠癌之间的联系

多年来，一直有人认为炎症与癌症密切相关，因为反复发生的炎症作用和慢性感染会大大提高癌症的发病率。而慢性炎症部位往往也是肿瘤发生的位置。此外，肿瘤中也存在大量的炎症细胞、细胞因子和趋化因子。也有人认为是趋化因子和细胞因子的过表达诱导肿瘤的发生。近年研究表明在炎症和肿瘤发生过程中存在着共同的靶分子和相似的信号通路。但是在某一器官中，炎症是如何促使癌症发生的，始终是个谜。研究人员通过患有肠道炎症并最终导致癌症的小鼠模型，揭示了由慢性炎症导致癌症的过程。

胃肠道肿瘤的形成为研究炎症与癌症之间的联系提供了很好的范例。通常认为，能引起胃溃疡的幽门螺杆菌促使发生胃癌的概率非常大。患有肠道炎症的个体终生都有罹患大肠癌的危险性。尽管某些有炎症性肠病病史的患者并没有百分之百罹患癌症,但大量来自流行病学的有关炎症和癌症之间的联系表明炎症性肠病患者将比正常人有更高的患肠癌的概率,而通过使用非固醇类抗炎药物或通过调控与炎症有关的编码基因均可实现对大肠癌的控制,表明炎症和癌症发生之间有一定的相关性。同时,慢性炎症容易使细胞反复经历坏死、再生、增殖的过程,加之炎症细胞产生多种细胞因子、活性氧等因素,形成了促进癌细胞生成的微环境。当然,并非所有慢性炎症都能导致癌变,是否癌变与炎症轻重程度、细胞变性程度、脱氧核苷酸修复功能、局部致癌性物质浓度以及是否存在致癌的催化因素等都有关系,同时个体之间的差异也不能排除。基于癌症发生与炎症之间明显的相关性,控制慢性炎症的产生和发展可能是预防癌症的有效方法之一。当前众多的与肠炎有关的癌症模型,尤其是与 IBD 相关的大肠癌,是研究揭示炎症与癌症的理想模型,将为揭示与炎症有关的癌症提供更多的线索。

2.3.1 IBD 与大肠癌的关系

UC 和 CD 是 IBD 的两种主要类型。由于普遍存在对结肠和直肠的慢性损伤,所以,这二者均有发展为肠癌的风险。由结肠炎相关癌症(Colitis-associated Cancer,简称 CAC)比例仅为 2%,调查中发现 UC 和 CD 的患者中大概 2.75% 和 2.64% 发展成为肠癌。患有 UC 的患者罹患肠癌的概率为 1.90%(95% 置信区间),同时,患有 CD 的患者将有 17.4% 的概率发展为肠癌,罹患其他类型癌症的概率也在增长(Bernstein and Blanchard et al., 2001)。这表明炎症性肠病是发展为肠癌的主要因素。炎症性疾病的持续时间和病变范围对是否发展为肠癌有影响。10 年病程的患者有 2% 的概率罹患癌症,20 年病程的患者将有 8%

的概率,30 年病程的患者罹患癌症的概率增加到 18%(Lakatos and Lakatos,2008)。

　　CAC 通常发生在正常细胞生长和组织稳态被破坏的时候。人体自身免疫细胞会释放大量活性氧,它们将调控致癌基因改变,引起 DNA 甲基变化,组化蛋白修饰和突变等,从而发生癌变。因此,氧化压力被认为是导致肠道表皮细胞中 P53、Bcl-2、APC(Adenomatous Polyposis Coli)和 P16 等容易突变基因改变的因素之一。这些关键过程的破坏,将导致肿瘤干细胞的恶性转化。最近的研究焦点集中在肿瘤微环境中炎性细胞及其循环的作用,这两者在诱导肿瘤形成和肿瘤发展中有重要作用(Balkwill and Mantovani,2001;Coussens and Werb,2002;Terzic and Grivennikov et al.,2010)。

　　超过 20% 的患者在 30 年的 IBD 病历后患 CAC,致死率达到 50%。使用一些类固醇药物可以减少 CRC 的患病概率。通常的发病过程为典型的腺瘤、肿瘤或者是慢性炎症损伤、非典型性异常增生到肠道肿瘤。常见的遗传和信号途径在 CAC 和 CRC 的发生过程中有所改变,例如 β-catenin、K-ras、P53 和 B-raf。肠道肿瘤通常表现出多种类型的细胞炎性浸润。这些免疫细胞是癌变的诱因。大部分的 CRC 和 CAC 发生中都有转录因子的激活,例如 NF-KB 和 STAT-3,它们调控免疫反应和肿瘤的发生。CRC 和 CAC 的发生和变化依赖肠道微生物。

2.3.2　由肠炎导致肠癌的病理生理学

　　大肠癌变的过程基本是按照如下的模式发展形成的:从正常的上表皮结构发展到有异常增生;继续病变,产生腺瘤;最后发展形成癌变以及浸润转移。其中腺瘤的发展过程又可按照严重程度分为早期腺瘤、中期腺瘤和晚期腺瘤。每个过程持续时间可长可短,影响因素较多。在 IBD 和 CAC 之间联系的研究中,确实发现了一些分子发挥重要作用。特别是某些炎性调节因子,在 CAC 的形成和发展中有特殊作用。而建立相应的动物模型对于揭示肠道炎症向癌症发展有重要意义。已经明确的影响肠癌的调节因子分为促进癌变的,例如肿瘤坏死因子 -α、interleukin-1(IL-1)、IL-6 和致炎因子 CC- 趋化因子;抑制癌变的分子:例如转化生长因子 -β(Transforming Growth Factor-β)、IL-10、TIR-8、COX-2 以及先天免疫受体和信号分子,如 Toll 样受体 4(Toll-like Receptor 4)、MyD88 以及重要的核转录因子 NF-KB(Nuclear Factor-KB)等。

Fearon 和 Vogelstein 等概述了 CRC 和 CAC 发展形成的机理:认为 CRC 是由突变基因和抑癌基因的累积引起的,其中一些基因导致 β-catenin 信号的异常,例如发生在腺瘤息肉(Adenomatous Polyposis Coli,简称 APC)中的突变、β-catenin 以及其他因子,共同调节使得单个的癌前细胞向异常隐窝病灶(Aberrant Crypt Foci,简称 ACF)转变,然后转变为腺瘤和大肠癌。慢性炎症导致的 CAC,以致炎因子的生成为显著特征。这些致炎因子可以诱导癌基因和抑癌基因的突变,通过各种机制导致基因组不稳定。持久性炎症有利于肿瘤发展,可以促进癌前病变细胞的增殖、抗凋亡等,也可以促进癌症的发展和转移(Fearon and Vogelstein,1990;Terzic and Grivennikov et al.,2010)。

其他类型并非由肠炎引起的 CRC,有时并没有任何明显的炎症疾病,但是通常的癌症发展的必要阶段,如隐窝病灶、息肉、腺瘤和癌的形成,却是与 CAC 一致。然而,已经在 CAC 中发现了一些不同的病理过程,包括慢性炎症、损伤性非典型性增生癌(Injury-dysplasia Carcinoma),并未形成严格意义上的腺瘤。然而,共同的遗传和信号通路,如 Wnt、β-catenin、K-ras、P53、TGF-β 以及 DNA 错配修复蛋白等,在 CAC 和 CRC 中均有零星的改变,尽管 P53 和 APC 的失活和 K-ras 的激活在 CRC 和 CAC 发展中有所不同。此外,尤为重要的是,CRC 和 CAC 的发生均与细菌的感染有关,至少在动物模型中如此。因为如果将这些动物模型置于无菌环境,则会避免发生炎症性肠病,进而避免了肠癌的发生(Bhan and Mizoguchi et al.,1999)。

虽然正常表皮细胞和干细胞中发生基因突变是随机小概率行为,但是包含 Wnt 的激活或 β-catenin 突变的细胞最可能形成肿瘤。APC,是一个包含有 15 个外显子的、编码大于 300kDa 的巨型蛋白,而发生在 APC 的突变,通常也是早期肿瘤发生中的特征。APC 蛋白是 β-catenin 的抑制剂,在细胞质中抑制 β-catenin。Wnt 依赖的信号导致 APC 蛋白水解,这时 β-catenin 激活并转移到细胞核。因此,APC 编码肿瘤抑制因子,等位基因同时破坏才可以阻断转化的发生。

此外,溃疡性肠炎发展过程中,大量免疫浸润产生各种细胞因子和化学因子,加速炎性反应,增加细胞增殖、分化并抑制其凋亡;在炎症性肠病发展的后期,这种长期的炎性环境可诱导结肠炎相关癌症的发生,氧化应激发挥着重要的促癌变效应(Hamouda and Zakaria et al.,2011),也有诱导炎症并加重疾病的负担的作用(Sottero and Rossin et al.,2017)。许多中药或者提取物能显著抑制氧化应激对肠组织的伤害和减轻由之引发的炎性反应症状,预防各种慢性疾病,包括慢性肠炎癌变(Jin and Wang et al., 2016)。在肠炎癌变的全过程中均有氧化应激存在。肠道组织作为人体最大的内分泌和免疫器官,具有丰富的微生物群,对氧化应激较为敏感。氧化应激过度时会引起脂质过氧化,肠黏膜屏障破坏,导致细菌移位和炎症反应。

2.4 肠道菌群在 IBD 和 CAC 发生发展中的作用

胃肠道的微生物系统是一个由多种微生物(主要是细菌)构成的极为复杂的菌群,靠从寄主进食的食物中汲取营养,或者依赖寄主为消化食物而产生的分泌物。通常采用细菌培养的方法,根据细菌的形态学、代谢产物以及特殊的酶活性和表面抗原等表型特征进行鉴定研究。由于肠道菌群取样困难,而粪便菌群微生物和肠道黏膜层菌群以及肠道细胞表面菌群种类都有差异,所以,研究菌群改变和炎症性肠病之间的联系相对困难。随着分子生物学技术的发展,以 16SrRNA 为基础的技术对于探明肠道菌群组成及其在炎症性肠病中的变化发挥了重要作用。通常情况下,肠道菌群与人类是互利共生的关系,有人称之为生态稳态:寄主提供食物和场所,菌群通过发酵来消化食物,同时这些菌群也递呈大量的抗原,维持肠道的内环境稳态并确保肠道的消化吸收功能(Tamboli and Neut et al., 2004)。部分或全部的菌群,在炎症性肠病中成为病原物。这些病原物对黏膜免疫系统的持续刺激,导致肠道通透性的改变,进而诱发慢性炎症反应(Tannock, 2008)。因此,肠道菌群的改变并非炎症性肠病导致的结果,而是特定的寄主反应的结果(Trier, 2002)。

2.4.1　免疫细胞在 IBD 和 CAC 发展中的作用

通常,肠道黏膜中的调节性 T 细胞和 CD4＋CD5＋T 细胞通过分泌 TGF-β 和 IL-10 等作用抑制肠道黏膜的免疫反应,以维持肠黏膜免疫系统的平衡。由于肠道菌群的微生物抗原刺激肠道黏膜,导致肠黏膜系统正常的免疫调节系统破坏。CD4＋T 细胞在 IL-12 的作用下分化为 Th1 型细胞,导致 IFN-γ 和 TNF-α 升高,表现为克罗恩病;CD4＋T 细胞或非典型的自然杀伤细胞活化后,分泌 IL-13、IL-4、IL-5,形成 Th2 型黏膜炎症,表现为溃疡性结肠炎。

CAC 的典型特征就是有大量免疫细胞的浸润,包括巨噬细胞、树状突细胞和 T 细胞,也包含了 CD4＋ 和 CD8＋ 效应 T 细胞以及 CD4+CD8+T 细胞。其中,Garrett and Punit et al.（2009）在 T-Bet$^{(-/-)}$RAG2$^{(-/-)}$的溃疡性肠炎模型中揭示了树状突细胞表现的促炎和致癌作用,通过修复树状突细胞中 T-bet,可以减少肠道炎症的发生,进而避免自发性腺瘤的发生;通过转基因方式灭活巨噬细胞中 STAT3 表达活性,并将该基因转入小鼠模型中,小鼠将于肠道内自发炎症和肿瘤,且肿瘤的发生频率与 IBD 患者类似。该模型的研究揭示了炎症发生与表皮细胞、癌细胞中的 Mtor-STAT3 路径有关,巨噬细胞对于影响增殖和肠道内环境稳态有非常重要的作用（Deng and Zhou et al.,2010）。

2.4.2　CAC 形成中的 Toll 样受体

Toll 样受体（Toll-like Receptors,简称 TLRS）是识别和抵御微生物入侵的受体之一,主要参与病原微生物产物的识别及炎症信号传导，在维护正常的黏膜免疫反应中发挥重要作用。这些受体表达于肠道黏膜的多种细胞中，而大部分 IBD 患者的肠道稳态通常已经遭到破坏。根据 TLRS 的细胞分布特征（徐宁，2003），这些受体分为普遍存在型（TLR1）、限制性存在型（TLR2，4，5）与特异性存在型（TLR3）3 类。其中，TLR1 能在所有免疫细胞中表达，TLR2 主要表达于单核细胞、巨噬细胞、树状突细胞和成纤维细胞、TH1 和 TH2 及部分消化道上皮细胞。TLR4 的分布范围较小，主要分布于人呼吸道上皮、肺部巨噬细胞、脂肪细胞、心肌细胞和微血管细胞等，但更多的临床研究发现在 UC 和 CD 患者中 TLR4 高表达，同时可以诱导 COX-2、前列腺素 E2 和活性氧生成。

诸多证据表明 TLRS 与肿瘤形成有关。在缺失 MyD88（一种 TLR 的适配因子）的 Apcmin/+ 小鼠模型中，癌细胞的数目和肿块大小明显减少（Rakoff-Nahoum and Medzhitov，2007）。此外，当应用于几种由炎症介导的癌症小鼠模型时，在没有病原微生物出现的情况下，也未出现非典型性异常增生和肿瘤。因此，肠道细菌的出现和识别是 CAC 发生的必要条件。另外一个有趣的研究是在小鼠腹腔中注射沉默 TLR4 的肠道肿瘤细胞，与注射正常的肠道肿瘤细胞的小鼠对比，可以显著增加存活数并且减小了肿瘤大小（Huang and Zhao et al.，2005）。在 AOM-DSS 诱导的小鼠模型中，TLR4 缺陷小鼠与野生型小鼠相比，肿瘤的数目和体积均减小（Fukata and Chen et al.，2007）。

临床实验表明，携带丧失功能的 TLR4 等位基因的患者肠癌发生进程变缓，寿命普遍延长。但是，有关 TLR 在先天免疫和获得性免疫反应中的作用，仍需要继续深入研究探讨。

2.4.3 促进 CAC 形成的细胞因子

2.4.3.1 TNF-α

肿瘤坏死因子 TNF-α 是炎症反应中重要的调节因子,它可以与其受体结合并激活该受体,引起细胞内与之相关的受体蛋白的重新排布和补充。TNF-α 受体可刺激 NF-KB,下调细胞存活路径,也可刺激 Caspase-8,与细胞凋亡的路径关联(Balkwill,2006)。

Moore and Owens et al. (1999)选取易患皮肤癌的小鼠模型,研究炎症和表皮肿瘤的联系。研究发现缺失 TNF-α 或其受体的小鼠,对良性和恶性皮肤肿瘤均有抵抗效果,直接表明了 TNF-α 可促进肿瘤的发生,说明 TNF-α 等促炎细胞因子在炎症向肿瘤转化过程中发挥作用,也进一步表明 TNF-α 在肿瘤早期发生中的作用。在 IBD 患者的胃肠和发炎的肌层,TNF-α 高表达(Noach and Bosma et al.,1994)。然而,有关 TNF-α 的作用仍然不明确,表现为既有促进肿瘤发展的作用,同时也可以破坏肿瘤。高剂量的 TNF-α 可以有选择性地破坏肿瘤血管和激活 T 细胞,用作消除癌细胞。但是,如此高浓度的 TNF-α 是具有细胞毒性的。然而,低浓度的 TNF-α 却会对肿瘤发展起到促进作用,表现为肿瘤的扩散和转移。也有更多的临床数据表明 TNF-α 促进包括 CAC 在内的数种人类肿瘤发生。在多种类型的肿瘤微环境中,包含乳腺癌、卵巢癌、结肠癌、前列腺癌、皮肤癌和淋巴癌中,都发现了 TNF-α 的高表达,尤其是在 CRC 中(Szlosarek and Balkwill,2003;Balkwill,2009),TNF-α 信使 RNA 的表达在炎性肌层部位发生肿瘤前增加到异常高的水平(Noguchi and Hiwatashi et al.,1998)。

为了进一步研究 TNF-a 在炎症与癌症发生中的重要作用，常通过转基因获得 P55（1 型 TNF 受体）缺陷小鼠模型来探讨 TNF-α 的作用。由于缺失了 TNF-α 的信号途径，AOM 和 DSS 诱导该模型时，小鼠肌层的损伤、肌层中炎性细胞浸润和细胞因子的表达均下降，肿瘤的形成也明显减少（Popivanova and Kitamura et al.，2008）。对正常的野生型小鼠予以 AOM 诱导时，如果同时饲喂 TNF 拮抗剂，这些小鼠肌层的嗜中性粒细胞和巨噬细胞的浸润减少，肿瘤数目和大小均较小。因此，有关 TNF-α 在 IBD 和 CAC 发生中的作用依然颇有争议。

2.4.3.2　IL-6

IL-6 被认为是急性向慢性炎症过渡中重要的因子，也是影响天然免疫向获得性免疫过渡中的重要因子，特别是肠道炎症。它可以调控趋化因子和粘附分子的表达和凋亡，抑制嗜中性粒细胞的浸润，促进单核细胞的聚集，引起急性炎症并激活获得性免疫（Hoebe and Janssen et al.，2004；Jones，2005）。肠炎动物模型中得到了类似的结果：通过抑制 IL-6，会影响黏膜中层内单核细胞的趋化性和凋亡，缓解肠炎症状（Atreya and Mudter et al.，2000；McLoughlin and Witowski et al.，2003）。临床发现，IBD 患者的 IL-6 高表达，外周血中可溶性 IL-6 受体比正常人高很多，正是高水平的 IL-6 刺激并引起抗凋亡等因素的高表达，也包括 Bcl-2 和 Bcl-xl 等，促进 T 细胞聚集在黏膜中层（Atreya and Mudter et al.，2000；McLoughlin and Witowski et al.，2003）。IL-6 的另一重要作用是产生 TH17，是 CD 患者中主要的致病细胞（Mangan and Harrington et al.，2006）。

在人体肿瘤中，血液和肿块活体检查中均观察到 IL-6 的高表达(Chung and Chang, 2003)。科研人员通过遗传学方法人工控制 IL-6 功能丧失和功能获得的小鼠来研究 IL-6 的作用,使这些小鼠同时接受 AOM 的处理。在诱导肠炎后,由黏膜中层髓细胞生成的 IL-6,可促进肠道表皮细胞增殖和存活,因此也促进了 CAC 的发生和发展。AOM 诱导肠炎的方法也被用于揭示肠癌中 IL-6 的作用。该模型中,肿瘤的生长依赖于炎性组织中产生的 IL-6,而当封闭 IL-6 信号路径后,这些小鼠的肿瘤数目和大小急剧下降(Becker and Fantini et al., 2004)。另一方面,消除细胞因子信号 3 的抑制子,将会限制 IL-6 激活转录的功能。当这些小鼠用 AOM/DSS 诱导时,也就有更高的罹患癌症的风险(Li and de Haar et al., 2010)。临床检测患有 UC 并发展形成 CAC 的患者,将能够提供更有价值的信息。检测 IL-6 的表达,发现 UC 患者和 CAC 患者中 IL-6 和 STAT3 要明显高于正常人。

2.4.4 CAC 形成中的趋化因子

趋化因子是一类控制细胞定向迁移的细胞因子,在病原体的清除、炎症反应、病原体感染、细胞及器官的发育、创伤的修复、肿瘤的形成及其转移、移植免疫排斥等方面都发挥重要作用。

2.4.5　抑制 CAC 发生的因素

2.4.5.1　IL-10

IL-10 是 IBD 致病原因中重要的调控因素。研究发现 IL-10 受体突变的患者,IL-10 功能受损,会发生严重的疾病(Glocker and Kotlarz et al., 2009)。通过转基因获得的 IL-10 缺陷型小鼠会在小肠部位自发结肠炎(Kuhn and Lohler et al., 1993)。IL-10 敲除小鼠发展为 CAC,主要与周边 Th1 细胞因子的产物有关

(Berg and Davidson et al., 1996)。在由细菌引起的 CAC 模型中，发现 IL-10 可以抑制 IL-6，进而控制 CAC 的发展，或者说至少部分是通过抑制 IL-6 来实现的。以上实验结果表明 IL-10 是肠道免疫稳态的重要调控因子，也表明 IL-10 依赖的炎症会影响由 IL-6 引起的 CAC 发展。

2.4.5.2　TGF-β

转化生长因子很早就应用到散发 CAC 病理研究中了。但是，对于其在肠癌中的发生机理并不是很清晰。Becker and Fantini et al.（2006）应用 AOM 刺激 TGF-β 受体缺陷和 TGF-β 转基因小鼠，揭示了 TGF-β 的作用。实验结果表明，TGF-β 受体缺陷小鼠的肿瘤数目要多于野生型小鼠，而 TGF-β 转基因小鼠的肿瘤数目却低于野生型小鼠。有关机理的研究表明，与 IL-10 类似，TGF-β 也是通过抑制 IL-6 而抑制肿瘤形成。通过转基因方法敲除 TGF-β 的小鼠模型，由于免疫缺陷，会在肠道中自发形成与炎症有关的异常增生，进而发展为腺瘤和肿瘤，是研究由炎症发展为癌症的理想模型。Engle and Ormsby et al.（2002）应用该模型，进一步揭示了 TGF-β 在维持肠道表皮细胞结构和控制细胞生长速度等方面的作用，该模型小鼠肠癌的发生依赖于病原微生物的存在。因此，TGF-β 对炎症和 CAC 形成中的肠道有保护作用。

2.4.6　COX-2 与 CAC 形成和发展的关系

COX-2 是前列腺素（PG）合成过程中一种重要的诱导酶，可以促进花生四烯酸等合成脂类炎症介质，有两种同工酶：COX-1 和 COX-2。COX-1 是看家基因，多数正常细胞中都呈稳定表达；COX-2 被认为是快速反应基因，仅在细胞受到刺激时迅速开始合成,通常并不表达,定位于核膜和内质网,也可见于核内。流行病学及动物学实验均发现 COX-2 在多种肿瘤中高表达。临床发现,通常 COX-2 在炎症部位过度表达:80% 的直肠癌中 COX-2 高表达,40% 的直肠腺瘤患者 COX-2 高表达(Herschman and Xie et al., 1995)。Sinicrope and Penington et al.(2004)在肠表皮细胞的细胞质中发现 COX-2 蛋白,而在基质细胞中仅发现少量的 COX-2 蛋白,正常上皮细胞的 COX-2 表达为阴性。他们进一步发现 APC 抑制子突变的小鼠在接受 AOM/DSS 诱导后,COX-2 的表达上调。

诱导 COX-2 表达的刺激因子很多,包括细胞因子、生长因子、癌基因(Ras)、促癌剂和一氧化氮等,并且也参与了肿瘤新生血管的生成。研究显示,COX-2 主要表达在新生的血管内皮细胞及与血管生成有关的细胞,周边已存在的血管仅表达 COX-2(Masferrer and Leahy et al., 2000)。COX-2 促血管生成的结果表明 COX-2 与肿瘤的转移有关系。研究发现 COX-2 和 VEGF 表达一致,并且与肿瘤的恶性程度相关。这表明 COX-2 可能通过影响 VEGF 参与肿瘤新生血管的生成过渡(Liu and Kirschen-baum et al., 1999)。通过抑制 COX-2 就可以抑制 VEGF 的表达(Uefuji and Ichikura et al., 2000)。此外,来自细胞实验的结果表明 COX-2 可以通过 Bcl-2 抑制肿瘤细胞凋亡,而 COX-2 抑制剂却可以降低细胞分裂,促进细胞凋亡。

2.4.7　NF-KB 在 CAC 形成中的作用

NF-KB 是与炎症相关肿瘤的启动因子,它的活化与多种肿瘤类型的发生有关,因此称之为自身免疫、炎症和细胞增殖以及细胞存活中的关键因子。应用自发性胆汁郁积致肝癌模型,可发现肝内皮细胞和炎性细胞通过上调肿瘤坏死因子而促使 NF-KB 高表达，NF-KB 与肿瘤形成密切相关，也提示 NF-KB 是在慢性炎症相关肿瘤形成过程中不可或缺的因子，可为慢性炎症所导致肿瘤的预防提供可能的靶点（Pikarsky and Porat et al., 2004）。

Greten and Eckmann et al.（2004）进一步研究发现 IKK-β 是连接炎症和癌症的桥梁。采用化学药剂 AOM 诱导小鼠溃疡性肠炎的发生，持续注射 AOM 将增加小鼠罹患肠癌的可能。实验除了测试正常小鼠试验组，还对比研究两组经过遗传改造的小鼠：一组小鼠的肠道上皮细胞中缺失 IKK-β，另一组小鼠的骨髓细胞中缺失 IKK-β（骨髓细胞能够产生在炎症反应中起重要作用的巨噬细胞）。实验结果发现，上皮细胞缺失 IKK-β 后，虽然 NF-KB 无法活化，但炎症反应依然发生，不过肿瘤的发生概率下降了 80%。进一步的组织生化分析表明，NF-KB 活化被抑制的结果进一步导致了促凋亡蛋白 Bax 和 Bak 的高表达，抑制凋亡的 Bcl-xl 等低表达。这样，细胞凋亡过程被加强，所以减少了肿瘤的发生。对于骨髓细胞中缺失 IKK-β 的小鼠，许多与炎症过程有相关作用的基因表达均降低。由于 NF-KB 的失活，肿瘤发生概率下降了 50%，而且，即使出现肿瘤，其大小也比正常模型小鼠中肿块大小要小 75%，研究表明在骨髓细胞中缺失 IKK-β 对细胞凋亡没有影响。基于以上实验结果可知，上皮细胞中的 IKK-β 通过活化 NF-KB 途径，抑制细胞凋亡，诱发肿瘤的发生。

综上所述，无论炎症性肠病还是大肠癌，或者是由与炎症性肠病相关的大肠癌的发生，都是由外部因素刺激诱导，引起肠道内环境稳态的失衡,发生免疫反应。此过程表现为急性和慢性炎症,炎症过程中上皮细胞不断损伤和修复。如果遇到癌基因的激活、抑癌基因失活或发生错配修复基因突变等,就会发展恶化,形成肿瘤。如何模拟人类炎症性疾病及肠癌的发病环境,研究揭示与炎症性疾病、肠癌有关的影响因素,并基于此开发治疗药物,进而通过建立动物模型进行深入研究,对取得科学结论具有十分重要的意义。

2.5 肠炎及肠癌动物模型综述

由于 IBD、CAC 以及 CRC 人体研究受到一定限制,建立理想的动物模型对于探讨 IBD 的病因,以及 IBD 和 CAC、CRC 之间的联系,对于进一步了解发病规律和制定有效的防治方法均有重要意义。IBD 动物模型研究的开展已经超过百年,而进行大肠癌动物模型的研究也有 50 余年的历史。但目前仍然没有一种动物模型能完全模拟人类的发病特征。因此,可根据研究的需要来选择不同的动物模型。较为常用的动物模型分为自发IBD 和肿瘤模型、化学药物诱导的肠炎及肿瘤动物模型、细胞移植型动物模型和转基因动物模型 4 类。

2.5.1 自发型小鼠模型

这是最早被报道的动物模型。自发小鼠模型在自然情况下发生肠炎继而产生肿瘤,未经过任何有意识的人工处理,发病特征与人类肿瘤很相似,具有很高的研究价值。但是小鼠自发肠炎和肠癌的发生率极低,缺乏可预测性和可重复性,难以获得并应用于大肠癌的研究。

2.5.2 化学致炎剂和化学致癌剂造模

2,4,6-三硝基苯磺酸(2,4,6-trintrobenzene sulphuric acid,简称 TNBS)联合乙醇可用于构建 IBD 模型,乙醇破坏结肠黏膜屏障,而 TNBS 是一种有机酸半抗原,在破坏的肠道黏膜处与组织蛋白结合,诱导机体免疫反应而导致结肠炎。TNBS 引起肠炎的可能机制为:乙醇造成结肠黏膜损伤暴露的蛋白与 TNBS 结合后形成自身抗原,造成机体以 Th1 反应为主的免疫反应,由此发生结肠炎。TNBS 一次灌服发生的炎症可维持 7～8 周,急慢性期分界约在 3 周,多用于研究获得性免疫,特别是 Th 细胞依赖的免疫应答。

DSS 是人工合成的一种硫酸多糖,将 DSS 溶解于水中给敏感种系的小鼠或大鼠饮用,可引起以血便、溃疡和粒细胞浸润为特征的结肠炎症。DSS 肠炎的发生可能与其影响 DNA 合成、抑制上皮细胞增生、破坏肠黏膜屏障、巨噬细胞功能障碍及肠道菌群失调有关。研究发现,DSS 所导致的炎症以 Th1/Th2 细胞功能失调为特征,由此推断 DSS 引起炎症的机制可能与细胞免疫失调有关。Sivakumar and Westrich et al.(2002)发现,白细胞介素 18 是介导 DSS 结肠炎的主要介质,阻断白细胞介素 18 可减轻 DSS 动物的炎症损伤。DSS 不仅可致急性肠炎,经过多个循环喂养动物也可产生慢性肠炎,并伴有一定的肠癌发生率。

通过化学致癌剂也是造模的主要类型。化学致癌剂主要包括多环碳氢化物、芳香胺类、亚硝胺类以及偶氮类化合物等,可分为直接致癌剂和间接致癌剂。直接致癌剂不需代谢激活,可直接导致靶器官致癌,常用的是亚硝胺类中的甲基硝基胍,可用于灌肠方式的直接致癌。间接致癌剂需经体内代谢激活转变为近似致癌剂或终末致癌剂后才有致癌作用,常用的是偶氮类人工合成物偶氮氧甲烷(Azoxymethane,简称 AOM)和 1,2- 二甲肼(1,2-dimethylhydrazine,简称 DMH),可用于口服和注射方式诱癌。AOM 是 DMH 在肝脏的代谢产物,作用过程与 DMH 相似,通过 DNA 烷化,促进碱基的错误配对而致癌。这两种化学致癌物质都可以诱发降结肠肿瘤,组织学表现类似人类散发性结肠癌(Neufert and Becker et al.,2007)。

2.5.3 移植小鼠模型

移植肿瘤是比较常用的肿瘤动物模型,具有操作简便、移植成功率高、成瘤快、成本低且实验效果好等特点。通常选用裸小鼠和严重的联合免疫缺陷(Severe Combined Immunodeficiency,简称 SCID)小鼠,因为移植的肿瘤不受移植排斥的影响。一般的移植肿瘤类型包括裸鼠体内的移植瘤、手术切除的人类肿瘤组织、人癌细胞株等。肿瘤的来源、性质对移植的成功率有明显的影响,转移肿瘤组织异种移植的成功率高于原发肿瘤组织,移植率也较高;经过传代培养或筛选的高转移人癌细胞移植成功率和转移率均较高。移植部位包括皮下、腹腔、静脉、皮内和原位移植。由于皮下组织与结肠浆膜下或肝脏内的微环境有所区别,皮下生长的肿瘤会呈现不同的特征。因为生长的微环境和结肠或肝脏中生长的肿瘤微环境的差别,皮下肿瘤移植模型会出现某些特征的改变(如生长因子的水平、营养素和肿瘤的血管发生转移的行为等),另外大肠癌在大肠中的原位移植模型会发生肿瘤的转移,但是皮下生长的肿瘤不发生转移(Kubota,1994)。

2.5.4 转基因小鼠模型

1977 年，Evans 等首次报道以二甲基肼治疗近交系 ICRHa 小鼠易致肿瘤，而 DBA2 和 C57BL/Ha 小鼠则无此反应，ICR 和 C57BL 小鼠杂交后经二甲基肼治疗也能产生肿瘤，提示染色体与肿瘤密切相关。而随后发展起来的原核显微注射技术、基因打靶及 RNA 干扰等技术基因工程小鼠模型逐渐成熟。基因工程小鼠模型应用范围较广，在大肠癌的转移和药物治疗的实验中有重要作用。通过基因剔除技术，剔除纯合子小鼠 MIH-1 或 MIH-2 基因，淋巴细胞会发生瘤变。同时，小鼠也易患胃肠道肿瘤，是研究遗传性非息肉性结肠癌综合征的理想模型。其中 MIH-1$^{(-/-)}$ 小鼠易患胃肠道肿瘤，MIH-2$^{(-/-)}$ 小鼠伴有 APC 基因的失活，易发生淋巴瘤和肠内肿瘤。目前应用较多的转基因肠炎小鼠模型中所敲除的目标基因有 IL-2（Sadlack and Merz et al.，1993）、IL-2 受体 α（Hsu and Zhang et al.，2009）、IL-10（Scheinin and Butler et al.，2003）、TGF-β1（Kulkarni and Ward et al.，1995；Yaswen and Kulkarni et al.，1996）、Gαi2（Rudolph and Finegold et al.，1995）、TCR-α 或 β-（Bhan and Mizoguchi et al.，2000）、MHC II（Trobonjaca and Leithauser et al.，2001）等。敲除这些目标基因的小鼠会出现不同程度的急性或慢性肠炎，有些小鼠肠炎的发生依赖病原微生物，有的与病原微生物之间的关系并不确切。此外，研究中常通过基因工程转入某些致癌基因，例如在大鼠中转入 HLA-B27 和 β2m 基因，大鼠将患小肠结肠炎、胃炎、心肌炎等炎症；在小鼠的骨髓中转入 CD3e26 后，小鼠将患肠炎；应用 SCID 小鼠，通过改组 CD45RB 基因，这些小鼠将患小肠炎。这些模型为进一步研究肠炎发生机制以及炎症性肠病与肠癌之间的关系,以开发治疗药物和药物疗效的评估提供了理想工具。

2.6　本书的研究背景

　　炎症性肠病和大肠癌是由环境、遗传和免疫反应三大因素相互作用导致的复杂疾病,更多的研究表明炎症性肠病与大肠癌的发生有一定相关性。临床用非甾体固醇类药物可缓解相关症状。

　　TGF-β是一个超级家族,通过与细胞生长因子受体的特异结合而发挥作用。TGF-β作为既是生长刺激物,又是生长抑制剂的双重角色,可以调节细胞活动,包括细胞生长、凋亡、分化、转移以及细胞外基质的产生等。一方面它导致上皮细胞发生生长停滞和凋亡,在抑制肿瘤生成过程中发挥重要作用;另一方面,它也可诱导上皮向间质反应过渡,调节激活成纤维细胞,促进其致癌作用的发挥和应答纤维化疾病(Rahimi and Leof,2007)。如前所述,TGF-β$^{+/-}$Rag 2$^{-/-}$小鼠由于免疫缺陷而导致自发形成与炎症有关的肠道腺瘤及肿瘤,表明了TGF-β1在维持上皮组织的结构和对细胞生长的调控,同时也表明了TGF-β在大肠癌发生中的作用(Engle and Hoying et al.,1999)。通过免疫组化方法对126例大肠癌中TGF-β1的检测分析表明,42.1%为阳性表达,与肿瘤的浸润深度、淋巴结转移以及Dukes分期呈正相关(朱晓群与应月强等,2004)。此外,TGF-β1及其信号效应在癌细胞形成中发挥重要作用。TGF-β1的自分泌和旁分泌均会对癌细胞和肿瘤微环境产生促进或抑制作用。进一步的研究表明，在 TGF-β1 过度表达或局部 TGF-β RII 阴性的转基因小鼠模型中，TGF-β1 通过抑制白细胞介素（IL）-6 的跨膜信号作用抑制大肠癌的发生发展（Becker and Fantini et al., 2004）。

第三章

肉苁蓉水提取物通过调节免疫反应可以减少易患肠癌小鼠模型肠道腺瘤的发生

3.1 概 述

直肠癌是胃肠道中常见的恶性肿瘤。在全球范围内,直肠癌在男性癌症中居于第 3 位,目前有 663 000 例,占所有癌症患者的 10%;直肠癌在女性癌症中居第 2 位,目前有 570 000 例肠癌患者,占所有癌患者的 9.4%(Ferlay and Shin et al.,2010)。来自流行病学的资料表明,有多种因素与肠癌的形成有关,包括遗传因素(例如肠癌家族史(Strate and Syngal,2005))、饮食习惯(Chao and Thun et al.,2005)(包括过多的瘦肉摄入、较低的纤维摄入)以及炎症性肠病(Eaden and Abrams et al.,2001;von Roon and Reese et al.,2007)(例如,某些结肠疾病、克罗恩病或溃疡性结肠炎)。至今,虽然已经开发并配合应用多种细胞毒类药物来改善手术和辐射治疗,很大比例的患者仍然无法彻底治愈(Cunningham and Atkin et al.,2010)。2008 年的统计数据显示,世界范围内有 608 000 例患者死于直肠癌(Ferlay and Shin et al.,2010)。因此,需要开发新的治疗方法。免疫调节治疗已成为当前治疗方法改善的方向。而目前采用免疫治疗法在直肠癌治疗中也有明显效果。研究表明,来自植物中的多糖和苯乙醇苷类成分具有特殊的免疫调控活性。本书将进一步研究能否开发应用药用植物用于直肠癌的治疗。

肉苁蓉是常用中药,广泛用于补肾阳、益精血、润肠通便。实验表明肉苁蓉不同种类的提取物有不同的生物活性;其中苯乙醇苷类在小鼠实验中有抗疲劳的作用,在啮齿类动物模型中有止痛和抗炎的作用;多糖组分在体外淋巴细胞培养中可以促进 T 和 B 淋巴细胞增殖(Jiang and Tu,2009)。然而,对于肉苁蓉多糖提取物在动物体内的免疫刺激反应研究甚少。

本书所用的小鼠模型为 TGF-$\beta1^{+/-}$ Rag2$^{-/-}$,缺失成熟的 T 和 B 淋巴细胞,遗传背景为大约 97% 129S6,3% CF-1(Engle and Hoying et al.,1999)。通过转基因敲除 TGF-$\beta1$(转化生长因子 1)的小鼠,在断奶后就会在肠道形成与炎症有关的异常增生、腺瘤及肠癌(Engle and Ormsby et al.,2002),同时腺瘤的发生依赖于导致肠炎的菌群。这就表明该模型将是研究开发炎症、炎症性肠病诱导肠癌治疗的理想模型。通过在饮水中添加肉苁蓉水提取物饲喂 TGF-$\beta1^{+/-}$ Rag 2$^{-/-}$ 小鼠 3 个月,实验结束后比较脾脏重量、脾细胞数目和种类等差别,并取小肠、盲肠和直肠用于组织病理学分析,观察肉苁蓉水提取物处理对该模型小鼠肠道中癌变发生的影响。

巨噬细胞的激活是一种重要的机体免疫反应,可抵御细菌感染以及癌的形成及发展。以上研究表明肉苁蓉水提取物可激活小鼠免疫系统,促进脾器官的增大,增加脾细胞数目,并且促进脾细胞功能的发挥。为揭示肉苁蓉水提取物的饲喂可以减少小鼠肠道幽门螺杆菌感染的机理,本实验选取了小鼠巨噬细胞系 RAW264.7 细胞系,用肉苁蓉水提取物处理该细胞系,监测一氧化氮及诱导型 NO 合成酶(iNOS),以及吞噬能力的变化,以期论证肉苁蓉水提取物可以激活巨噬细胞,调节免疫反应,吞噬异常菌群并减少免疫反应。

本书首次选用富含多糖的肉苁蓉提取物,系统研究该药材在所用动物模型中减少腺瘤发生的作用及机理。

3.2 材料和方法

3.2.1 肉苁蓉水提取物的获得

肉苁蓉采自内蒙古磴口肉苁蓉种植基地,由中国农业大学郭玉海教授鉴定。肉苁蓉切片并粉碎,蒸馏水浸泡,分别煮沸提取 1 h 和 45 min,离心收集上清,用滤纸过滤回收,冷冻干燥后得到水提取物的棕色粉末。

3.2.2 动物模型及其饲喂管理

TGF-β1 基因缺失,Rag 2 基因敲除小鼠(TGF-$\beta1^{+/-}$ Rag $2^{-/-}$)的遗传背景为 97% 129S6,3% CF-1,无特异病原动物房中繁殖获得(SPF 级),通过 PCR 方法检测基因型。常规自由采食和饮水。断奶后 4 周开始灌喂肉苁蓉水提取物。饲喂和样品收集严格按照加拿大动物管理委员会标准执行。

3.2.3 细胞模型及细胞培养

实验中采用的 SW480 人肠癌细胞系用常规含 10% 小牛血清的 DMEM 培养液,分离的脾细胞用常规含 10% 小牛血清的 RPMI 培养液。RAW264.7 小鼠巨噬细胞系的培养液为 10% 小牛血清的 DMEM 培养液。用于细胞处理的提取物用对应的细

胞培养液配置,经 0.22 μm 滤膜过滤使用。培养条件为 37 ℃ 5%
CO_2、95% 空气培养箱。

3.2.4　水提取物中糖含量、苷类及蛋白含量测定

肉苁蓉水提取物中包含 2%～3% 总苷、65%～70% 多糖、
0.6%～1% 蛋白。根据总苷类物质在 332 nm 处有吸收测定总
苷含量;多糖含量根据苯酚硫酸法测定;蛋白含量测定根据 Bio-
Rad 蛋白测定方法进行。

3.2.5　TGF-β1 小鼠基因型的确定

小鼠出生后 3 周,剪 1.0 cm 长的小鼠尾巴,用于从尾巴提取
基因组 DNA,进行 TGF-β1 基因型的鉴定。应用如下的引物进
行 PCR 分析。引物 1:5-GAG AAG AAC TGC TGT GTG CG-3;
引物 2:5-GCC GAC AAA GTA TCC ATC AT-3;引物 3:5-GTG
TCC AGG CTC CAA ATA TAG G-3。按照 25 μL 的 PCR 反应
量进行 PCR 扩增。PCR 的反应体系为:94 ℃加热 5 min,35 个
循环后 94 ℃变性 1 min,60 ℃退火 2 min,72 ℃延伸 1 min,最后
以 10 min 72 ℃的延伸结束。PCR 结束后 1% Agrose 胶电泳检
验 PCR 产物,如果只在 180 bp 处有条带,表明是 TGF-β1 的纯
合子;如果在 600 bp 处有条带,表明完全敲除 TGF 基因表达;如
果既有 180 bp 处的条带,同时在 600 bp 处也出现条带,表明是
TGF-β1$^{+/-}$ 基因型。由于完全敲除 TGF 基因的小鼠很难获得,
而且在断奶后也会由于严重的免疫缺陷而死亡,本实验中采用
TGF-β1$^{+/-}$ 的小鼠。雌雄均用,但分笼处理。

3.2.6　动物模型水提取物用量确定

按照 0.4 g/kg/d 的用量,结合小鼠平均体重 30 g,日平均饮

水量 4 mL 计算,配制 3 mg/mL 的肉苁蓉水提物溶液,从 2 个月龄开始处理,处理组为饲喂肉苁蓉水提取物,同时设定正常饮水的小鼠为对照组。持续饲喂 3 个月,即在 5 个月龄时停止饲喂肉苁蓉水提取物的处理。处理期间每天更新或补充肉苁蓉水提取物。

3.2.7　小鼠粪便中幽门螺杆菌感染的检测

在饲喂肉苁蓉提取物的过程中,收集新鲜小鼠粪便。将 200 mg 粪便溶于 1 mL PBS 溶液中,50 ℃水浴 30 min 后 8 000 rpm 离心 10 min,吸取 200 μL 上清到新管,加入等体积的 5%(v/v)蛋白酶 K 溶液,70 ℃水浴 30 min。然后应用 QIAprep Miniprep 的试剂盒提取 DNA,沉淀并洗涤以得到粪便中基因组 DNA。根据 25 μL 的 PCR 反应体系,应用幽门螺杆菌特异性 16 SrDNA 引物鉴定幽门螺杆菌的出现与否。PCR 反应体系为:10 × PCR buffer 0.75 μL,50 mM MgCl$_2$ 0.5 μL,引物各 0.5 μL,DNA 模板 1 μL,Taq DNA 聚合酶 0.5 μL,加 PCR H$_2$O 补充至 25 μL。PCR 引物的序列为:正意义链 5-GCA TTT GAA ACT GTT ACT CTG-3;反意义链 5-GGG GAG CUU GAA AAC AG-3(Shames and Fox et al.,1995)。PCR 反应程序为:94 ℃ 5 min,后进入 94 ℃ 1 min、55 ℃退火 1.25 min、72 ℃延伸 1.5 min 的循环,共 40 个循环,最后 72 ℃延伸 10 min,4 ℃结束反应。用 TAE 缓冲液配制的 1% 琼脂糖凝胶电泳分析胶鉴定 PCR 产物,如果在 405 bp 处有扩增条带,表明有幽门螺杆菌感染,反之表明没有该菌感染。

3.2.8　组织切片及病理学分级

3 个月处理结束后,颈部脱臼处死小鼠,取小肠、盲肠及大肠,用 PBS 冲洗去掉肠中残余物。将肠纵向切开,分别从小肠部位平均取 3 段,盲肠中间部分取 1 段,大肠的首尾各 1 段,每段 2 cm,置于 10％的福尔马林溶液中固定。石蜡包埋并切片,H&E 染色。光学显微镜下观察细胞形态和分布,并对肠癌发生的级别进行分类,分类标准设定为异常增生、腺瘤和癌变 3 类。异常增生的典型特征为加厚的肌肉层,隐窝伸长;腺瘤的典型特征为肌肉层的延伸,杯状细胞的减少,典型肌肉层结构的丧失;癌变的特征为肌肉组织结构的破坏,癌细胞侵入到黏膜下层。根据如上特征分别统计每只小鼠肠道中增生、腺瘤以及癌变类型出现的数目。

3.2.9 脾细胞分离及计数

实验结束时取小鼠脾脏,用一次性注射器芯压碎并研磨脾脏,通过 200 目细胞过滤网,用 PBS 缓冲液冲洗后将细胞悬液离心,弃去上清得到细胞团,加入 300 μL 去血细胞缓冲液,摇动 3 min,用 PBS 缓冲液稀释并离心,弃去上清将细胞转移到 10％小牛血清的 RMPI 培养液中。台盼蓝稀释计数。

3.2.10 NK 细胞和巨噬细胞标记

通过抗体标记,流式细胞仪(Fluorescence Activated Cell Sroting,简称 FACS)分析检测并比较脾细胞中 NK 和巨噬细胞的比例。选取 1 000 000 脾细胞,加入适量缓冲液配制的 CD3 (FITC)和 CD49b(PE)(购自加拿大 BD 公司)两种抗体溶液,用于标记 NK 细胞,CD3 阴性、CD49b 阳性的细胞表明是 NK 细胞;同样,选取 1 000 000 脾细胞,加入适量缓冲液配制的 F4/80(购自美国 eBioscience 公司)抗体溶液,F4/80 阳性表明是巨噬细胞。根据标记抗体的荧光浓度并消除空白对照得到 NK 和巨噬细胞的比例。分析所用软件为 CELL-QUEST 程序。

3.2.11　Calcein-AM 细胞毒性测定方法

为了检测脾细胞对 SW480 肠癌细胞的毒性,选择 Calcein-acetyoxymethyl（calcein-AM）标记 SW480（目标细胞）,将不同来源的脾细胞(包括喂药和不喂药的 TGF-$\beta1^{+/-}$Rag 2$^{-/-}$ 小鼠的脾细胞和正常的 B6 小鼠脾细胞)或不同比例的脾细胞（反应细胞)混合培养。(Neri and Mariani et al.,2001)每 1 000 000/mL 肠癌细胞用 15 μM Calcein-AM 于 37 ℃下培养 30 min,孵育中不时摇动,确保细胞被 Calcein-AM 充分标记。30 min 后,将肠癌细胞按照 0.2 M （百万)细胞每 0.25 mL 10% DMEM 培养液混匀,种于 24 孔细胞培养板中。待细胞粘附到细胞培养板后,按照反应细胞和目标细胞的比例,将加入不同比例脾细胞的 0.25 mL 10% RPMI 培养液加入细胞培养板,比例为 12:1,6:1,3:1,1.5:1。常规培养条件培养 24 h 后,将细胞培养板置于 2 000 rpm 转速下离心,5 min 后吸取上清,用于细胞毒性测定。检测条件为 527 nm 散射,485 nm 激发。同时,用 0.25 mL 10% DMEM 和 10% RPMI 培养的 SW480 细胞作为空白或阳性对照,另外加入 2% Triton X-100 的细胞样品作为阴性对照。脾细胞对肠癌细胞的毒性计算方法为:细胞毒性(100%)＝(样品 OD－空白 OD)/(阴性对照－空白)×100%。

3.2.12　肉苁蓉水提取物对 RAW264.7 细胞中 NO 释放的影响

一氧化氮(Nitric Oxide,简称 NO)是一种化学性质比较活泼的气体分子,在细胞内产生后,可以透过生物膜自由扩散并进入周围的靶细胞,进而执行信号分子的功能。在细胞培养液中,NO 会被快速氧化,因此可通过 Griess 法测定硝酸根和亚硝酸根离子的浓度,间接得到 NO 的浓度。首先将 RAW264.7 细胞按照每孔 0.25×10^6 细胞量的密度,种于 24 孔细胞培养板中,每孔加入 0.5 mL 包含 10% 小牛血清的 DMEM 培养液。设置由 50～200 μg/mL 肉苁蓉提取物和 10 ng/mL LPS(Lipopolysaccharide)处理的对照组。24 h 处理后,轻轻摇动细胞培养板,吸取 50 μL 细胞上清液到新的 96 孔细胞培养板中,加入 50 μL 用 5% 磷酸配制的 1% 磺胺溶液,静置 10 min 后,加入 50 μL 用蒸馏水配制的 0.1% 的萘乙二胺溶液。10 min 后在 550 nm 分光光度计下读数,根据用标准亚硝酸根离子制的标准曲线换算 NO 浓度。本次实验得到的标准曲线方程为: $Y_{OD} = 0.085X_{con} - 0.171$, $R^2 = 0.914$。

3.2.13　Western Blot 检测肉苁蓉水提取物对 RAW264.7 巨噬细胞系 NO 表达的影响

可通过 Western Blot 方法检测细胞水平的 NO 表达。收取用不同浓度肉苁蓉提取物处理 24 h 的细胞样品,按常规方法裂解蛋白。制作 7% SDS-PAGE 凝胶,按照 100 μg 每孔的上样量跑胶,然后将蛋白信息转移到硝酸纤维素薄膜上。用特异性的来源于兔的多克隆抗-NOS Ⅱ 抗体标记 NOS Ⅱ 蛋白条带(1:500 倍稀释,购自美国 Santa Cruz 公司),二抗为来源于鹅的抗-兔源 IgG 抗体(1:1 000 倍稀释,购自美国 Vector Laboratory)。用荧光显色液显色后,再用医用 X 光曝光仪得到胶片。β-Actin 抗体为内参检测,确定上样量的均匀与否。

3.2.14　细胞吞噬能力测试

肉苁蓉提取物激活 RAW264.7 细胞后,吞噬能力的变化用细胞吞噬荧光标记珠子(购自加拿大 Sigma-Aldrich 公司,商品代码 L-3030,羟酸酯修饰,平均大小为 2 μm)的数量来反映,即将 RAW264.7 巨噬细胞按照 0.1×10^6 个细胞的密度种于 24 孔细胞培养板,每孔加入 0.5 mL 细胞培养液,24 h 后加入荧光标记的珠子。2 h 后收取样品,PBS 润洗后,用流式细胞仪检测样品。珠子自身没有信号,而吞噬了荧光标记珠子的细胞和普通细胞的信号会产生差异,可利用 BD 公司的 CELL-QUEST 程序进行分析,进而得到添加肉苁蓉提取物后细胞吞噬能力的差异。

3.3　统计分析

实验数据用 Microsoft Excel 录入,求得平均值及标准差,结果用平均值 ± 标准差表示,组与组之间的差异用单因子方差分析(One-Way ANOVA),两组数据间差异的比较采用学生 T 检验。P 值小于 0.5 时表明组间有显著差异。

3.4　结果与分析

3.4.1　饲喂肉苁蓉提取物可减少小鼠肠道增生的发生以及幽门螺杆菌的感染

3 个月的饲喂肉苁蓉提取物过程中,每日检查饮水,隔天称量体重,体重变化没有差异。组织切片的分析为:处理组小鼠的异常增生数目为 5.00 ± 2.83/ 小鼠($n = 15$),而对照组的发生数

目为 7.53 ± 3.09/ 小鼠（$n = 15$），T 检验的 P 值为 0.013 3，表明饲喂肉苁蓉水提取物可以显著减少肠道异常增生（见彩图 3-1（B））。15 只小鼠中，只有 2～3 只小鼠有腺瘤（见彩图 3-1（C））和癌（见彩图 3-1（D））的发生，因而腺瘤和癌变数目两组之间没有统计学差异。

肠道菌群失调，尤其是幽门螺杆菌的感染，被认为是诱发 Rag2$^{-/-}$ 小鼠从肠道异常增生，发展形成肠癌的重要因素（Eaden and Abrams et al., 2001；Engle and Ormsby et al., 2002）。为了检测饲喂肉苁蓉提取物能否影响小鼠肠道菌群，并且减少肠道幽门螺杆菌的感染，应用幽门螺杆菌 16S rDNA 特异性引物的扩增，对比肉苁蓉水提物处理组和对照组粪便中幽门螺杆菌的存在。处理组和对照组，每笼 3 只小鼠，重复 3 次。换新笼后 12 h 内收集新鲜粪便样品，如彩图 3-2（D）所示；PCR 扩增方法可用于幽门螺杆菌出现与否的检测，在 405 bp 处有条带，表明有幽门螺杆菌的感染。在 3 次重复后，如表 3-1 结果所示，肉苁蓉水提取物处理组 20%～40% 的样品为阳性结果，而对照组样品 60%～80% 为阳性。经 T 检验 P 值为 0.018 9，表明与对照组相比，饲喂肉苁蓉水提取物可以显著减少小鼠肠道幽门螺杆菌的感染。这可能与减少肠道异常增生有关系。

3.4.2 饲喂肉苁蓉水提取物可增加 NK 细胞和巨噬细胞的数目

免疫反应在减少菌群感染中发挥重要作用。为了进一步确认饲喂肉苁蓉水提取物可以影响易患癌小鼠的免疫系统，在处理结束后取小鼠脾脏，称 12 只小鼠的脾脏重量并随机选 6 个脾脏用于脾细胞分离计数。如表 3-2 所示，饲喂肉苁蓉水提取物组,脾脏重量为(0.055±0.022)g/脾,大于对照组脾重((0.038±0.010)g/脾)。两组数据的 T 检验 P 值为 0.04,表明饲喂肉苁蓉水提取物可显著增加脾脏的重量。同样,分离脾细胞后计数,肉苁蓉水提取物处理组的脾脏脾细胞显著高于对照组,其中肉苁蓉水提取物组平均脾细胞数为(7.095±1.353)×10⁶ 个细胞/脾,对照组为(2.941±1.492)×10⁶ 个细胞/脾,T 检验中 P 值为0.002。

表 3-1　饲喂肉苁蓉水提取物对粪便中幽门螺杆菌的影响

时间(周) Time(wk)		2	3	4	5	6	阳性结果占总检测次数的比值 Total No. of positivity
肉苁蓉水提取物组 Extract	No. 1	−	+	−	−	−	1/5
	No. 2	−	+	+	−	−	2/5
对照组 Vehicle	No. 1	+	−	−	−	+	3/5
	No. 2	+	+	−	+	+	4/5

表 3-2　饲喂肉苁蓉水提取物对脾脏重量和脾细胞数目的影响

	脾脏重量 Weight(g)	脾细胞数 Number(×10⁶)
肉苁蓉水提取物组 Extract	0.055±0.022	(7.095±1.353)
对照组 Vehicle	0.038±0.010	(2.941±1.492)
P 值(P value)	0.04($n=12$)	0.002($n=6$)

为了进一步探明肉苁蓉对脾细胞中特定亚型细胞群的影响,假设肉苁蓉水提取物可以促进脾细胞中特殊亚群增加,或者可以增大脾脏重量,而不改变各脾细胞亚群的比例。本实验通过 FACS 检测 NK 细胞(CD3⁻CD49b⁺)和巨噬细胞(F4/80⁺)的比例,肉苁蓉水提取物处理组小鼠的 NK 细胞所占脾细胞的比例为(32.06±2.13)%,而对照组 NK 细胞比例为(28.47±2.74)%,T 检验 P 值为 0.374 1,没有显著差异。按照该比例,换算脾细胞

中的 NK 细胞数目，如图 3-3（A）所示，肉苁蓉水提取物处理组小鼠的 NK 细胞为（2.22±0.44）×10^6/脾，而对照组为（0.83±0.17）×10^6/脾，T 检验 P 值为 0.01，表明组间有显著差异（见图 3-3（B））。巨噬细胞的结果类似于 NK 细胞，肉苁蓉水提取物组和对照组巨噬细胞的比例分别为（35.25±7.28）% 和（31.74±5.07）%，没有统计学差异。但是，肉苁蓉水提取物可以显著增加脾细胞中巨噬细胞的总数，如图 3-4（A）所示，处理组的巨噬细胞数为（2.439±0.452）×10^6/脾，而对照组的巨噬细胞数仅为（1.114±0.685）×10^6/脾（T 检验，$P=0.001$，$n=6$，见图 3-4（B））。以上数据分析表明，肉苁蓉水提取物处理可以显著增加脾脏重量、增加脾细胞数目，未发现改变脾脏中某一亚群的比例。至少在本实验中未检测到改变 NK 细胞和巨噬细胞的比例。

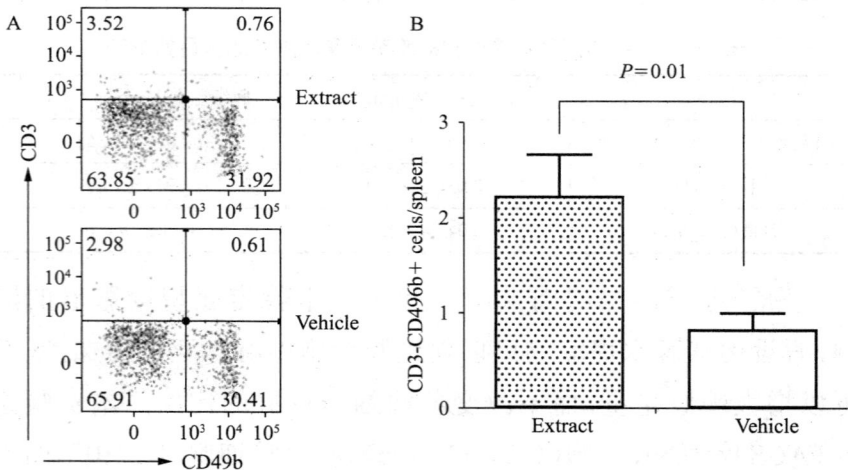

图 3-3　通过 FACS 检测小鼠脾脏中 NK 细胞比例

注：A 图中 CD49 阳性标记细胞为 NK 细胞，分别为肉苁蓉处理组和对照组小鼠的 NK 细胞比例。
　　B 图为两组小鼠脾细胞中 NK 细胞数目的 T 检验。

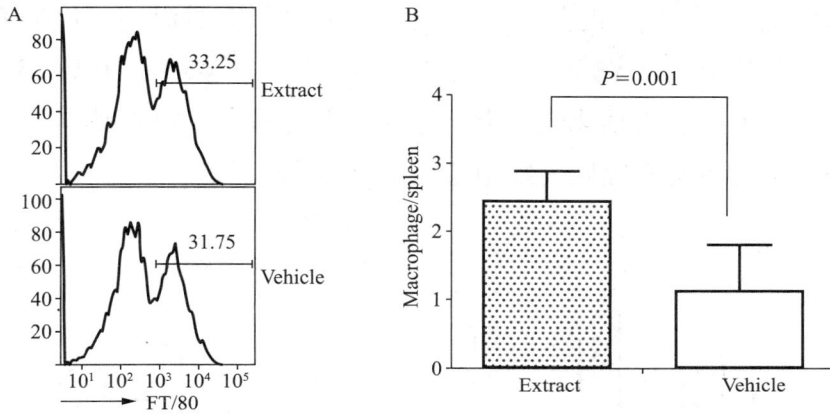

图 3-4　通过 FACS 检测小鼠脾细胞中巨噬细胞比例

注：A 图中 FT/80 标记阳性为巨噬细胞,分别显示肉苁蓉提取物处理组的巨噬细胞比例为 33.25%,对照组小鼠的巨噬细胞比例为 31.75%。B 为两组小鼠脾脏中巨噬细胞数目的 T 检验。

3.4.3　饲喂肉苁蓉水提取物可显著增强脾细胞的细胞毒性

免疫反应不仅依赖脾细胞的数目,也依赖于脾细胞的功能,例如脾细胞的细胞毒性,可以间接反映免疫反应的强弱。本实验通过混合培养肠癌细胞系 SW480 和分别取自处理组及对照组小鼠的脾细胞,并设置不同比例的目标细胞和反应细胞,比较肉苁蓉水提取物处理后脾细胞的细胞毒性变化。如图 3-5 显示,来自肉苁蓉水提取物处理组的脾细胞在不同比例的目标细胞和反应细胞体系中,均表现出较高的细胞毒性;在 1:6 比例下,来自肉苁蓉水提取物处理组的脾细胞可吞噬(39.38±2.64)%的肠癌细胞,而来自对照组小鼠的脾细胞仅吞噬(27.75±0.18)%的肠癌细胞;在 1:3 的目标细胞和反应细胞比例下,来自肉苁蓉水提取物处理组和对照组的脾细胞吞噬肠癌细胞的比例分别为(51.11±2.6)%和(40.97±2.85)%;在 1:1.5 的目标细胞和反应细胞比例下,来自肉苁蓉水提取物处理组和对照组的脾细胞吞噬肠癌细胞的比例分别为(57.33±2.53)%和(45.16±0.18)%,二维方差分析表明来自肉苁蓉水提取物处理组的脾细胞具有显著高于对照组脾细胞的细胞毒性($P < 0.000\ 1$)。

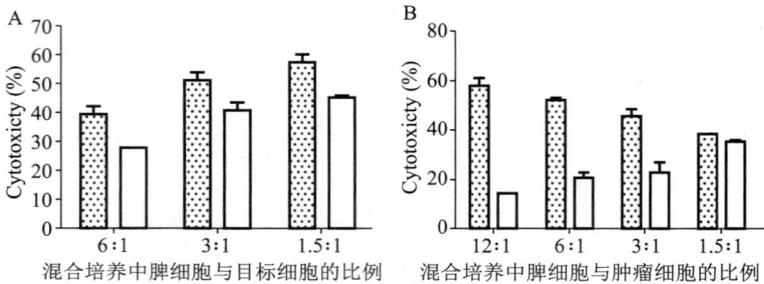

图 3-5　小鼠脾细胞的细胞毒性检测

注:A 为实验组小鼠脾细胞的细胞毒性检测,点线充满的柱形为肉苁蓉饲喂组,空柱形为对照组。B 为正常 B6 小鼠脾细胞,检测外源添加肉苁蓉提取物后细胞毒性,点线充满的柱形为外源添加肉苁蓉提取物组,空柱形为正常细胞培养液对照组。数据由平均值 ±SD 值表示。

　　为了进一步证实肉苁蓉提取物可以增强脾细胞的细胞毒性,混合培养肠癌细胞和 B6 正常小鼠的脾细胞,包括 T 细胞和 B 细胞,对比添加肉苁蓉提取物和正常细胞培养条件下对脾细胞毒性的影响。如图 3-4(B)所示,不同比例的目标细胞和反应细胞配比下,添加 200 μg/mL 的肉苁蓉水提取物,相比于正常的细胞培养液,肉苁蓉提取物可显著增加死亡肠癌细胞的释放。在目标细胞和反应细胞比例为 1∶12、1∶6、1∶3 时,添加肉苁蓉提取物的脾细胞吞噬百分比分别为(57.64±3.41)%、(52.25±0.77)%、(45.72±2.53)%,而正常培养液培养下的脾细胞的吞噬百分比为(14.36±0.05)%、(20.67±2.03)%、(23.1±3.73)%,二维方差分析所得 P 值小于 0.000 1,表明肉苁蓉水提取物可以显著增强脾脏细胞的细胞毒性。但是在正常培养液中培养,较高比例的目标细胞和反应细胞混合培养下,却出现较低的细胞毒性。这可能与 Calcein-AM 细胞毒性方式有关。较高比例的反应细胞已经吞噬了较多的目标细胞,但可能会粘附在反应细胞上而并未释放到培养液中,在检测时反而得到较低的读数值。

3.4.4　肉苁蓉水提取物可激活巨噬细胞,促进 iNOS 的表达和 NO 生成

如彩图 3-6(A)所示,肉苁蓉提取物可以上调 iNOS 的表达,同时,测定 NO 的结果(彩图 3-6(B))表明,50 μg/mL、100 μg/mL、200 μg/mL 的肉苁蓉水提取物处理 RAW264.7 细胞,产生比正常细胞培养液培养下更多的 NO。50 μg/mL 的肉苁蓉水提取物可刺激 RAW264.7 细胞产生(3.88 ± 0.13) μm NO,而对照组仅为(0.11 ± 0.12) μm NO。经一维方差分析表明有显著差异($P < 0.0001$)。

3.4.5　肉苁蓉水提取物可增强 RAW264.7 细胞的吞噬能力

为对比研究肉苁蓉水提取物对 RAW264.7 细胞吞噬能力的影响,设正常细胞培养液培养为对照。用肉苁蓉水提取物培养 RAW264.7 细胞 24 h 后,加入红色荧光标记的颗粒,比较吞噬颗粒的巨噬细胞百分比。如图 3-7(A)和图 3-7(B)显示,添加肉苁蓉水提取物的处理中,(9.8 ± 0.1)%的巨噬细胞吞噬颗粒,而对照组的吞噬百分比为(5.2 ± 0.4)%。T 检验结果的 P 值为 0.0007,表明肉苁蓉水提取物可以显著增强巨噬细胞的吞噬能力。这还表明肉苁蓉水提取物可能在小鼠肠道内,通过上调 NO 的生成,刺激巨噬细胞的吞噬能力,并激活巨噬细胞。

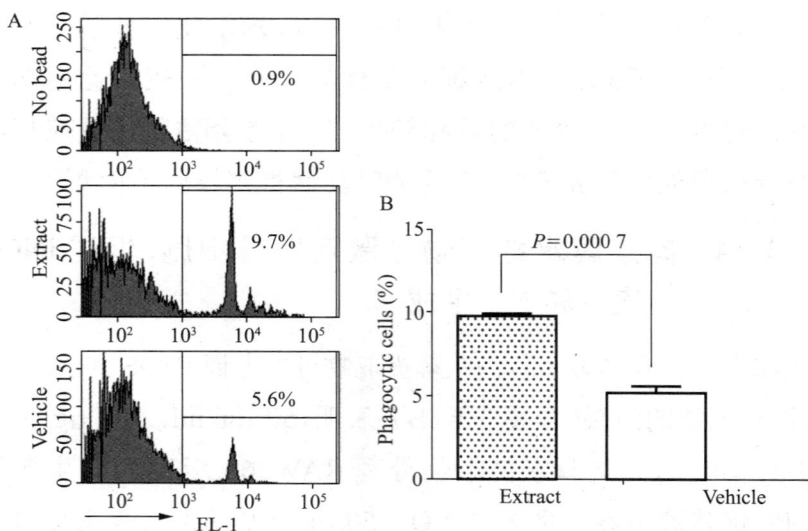

图 3-7　不同浓度肉苁蓉水提取物对 RAW264.7 细胞吞噬能力的影响

注：A 为 FACS 检测 RAW264.7 细胞吞噬荧光标记颗粒的示意图；FL-1 阳性为吞噬荧光颗粒的
巨噬细胞。B 为肉苁蓉水提取物和对照组吞噬巨噬细胞能力的方差分析。

3.5　讨　论

本实验首次研究发现口服肉苁蓉水提取物可以显著减少易患癌小鼠肠道异常增生的发生，减少肠道幽门螺杆菌的感染。该作用与肉苁蓉提取物可增加脾脏中 NK 细胞和巨噬细胞数目，并增强其细胞毒性有关。体外细胞实验结果表明，添加肉苁蓉水提取物会刺激巨噬细胞产生更多的 NO。

实验研究表明，TGF-$\beta 1^{+/-}$Rag2$^{-/-}$ 小鼠在 3 到 6 月龄时发生肠道异常增生、腺瘤及肠癌，而炎症病灶与肿瘤形成有关（Engle and Hoying et al., 1999）。进一步研究表明，肠癌的形成与病原微生物的感染直接相关，因为在完全没有病原微生物存在的无菌条件下,这些小鼠并未发生炎症性肠道异常增生,因此也不会发展形成腺瘤及肠癌。当把小鼠重新放入有致病菌存在的无菌环境中时,肠道异常增生再次出现。因此,可以推测由幽门螺杆菌感染导致的肠炎是后期形成肠道异常增生、腺瘤及肠癌的条件之一(Engle and Ormsby et al.,2002)。人的情况与此类似,肠道中菌群状态和个体免疫系统是炎症性肠病的重要因素(Fiocchi,1998),已有研究表明胃肠癌的发生与幽门螺杆菌导致的慢性感染或炎症有关(Parsonnet and Friedman et al.,1991)。因此,有关肠癌与菌群失调、与炎症相关的研究结果表明,胃肠道的感染在癌变中有重要作用。选择治疗胃肠道的感染,彻底治愈炎症反应将是避免后期癌变和炎症性肠病的重要环节,这也是今后治疗癌症的有效方法之一。本书首次表明口服肉苁蓉水提取物可以减少 TGF 缺陷型小鼠肠道异常增生的发生,减少幽门螺杆菌的感染,并进一步研究发现这些作用可能与该提取物能够激活巨噬细胞有关,可从肉苁蓉提取物促进小鼠巨噬细胞 RAW264.7 中 NO 的生成以及增强吞噬功能两方面得到验证。正是由于该提取物激活了巨噬细胞,促进了其吞噬肠道病原微生物的能力,包括幽门螺杆菌,可以推断肉苁蓉水提取物通过减少肠道菌群的感染,减少了炎性异常增生的发生。

目前,从肉苁蓉植物中分离了多种生物活性物质,包括苯乙醇苷类和多糖等物质(Jiang and Tu,2009)。其中苯乙醇苷类具有保护细胞的作用,这一类型化合物可在细胞培养条件下有效保护肝细胞和小脑神经元细胞(Pu and Song et al.,2003);多糖类物质可以刺激有丝分裂原诱导的 T 和 B 淋巴细胞增殖(Wu and Gao et al.,2005;Wu and Tu,2005;Dong and Yao et al.,

2007)。本实验中肉苁蓉水提取物中有 2% ~ 3% 的苯乙醇苷类物质,65% ~ 70% 的多糖,表明在本研究中饲喂小鼠的提取物中,发挥免疫调节作用的物质为多糖类,也是主要的活性物质。然而,对于多糖类物质激活的免疫细胞种类,例如巨噬细胞或 NK 细胞,甚至多糖类激活免疫细胞的分子机理,仍然需要深入研究。此外,有研究应用毛蕊花苷(一种从车前草植物中提取获得的苯乙醇苷类,也是肉苁蓉中苯乙醇苷类的组分)治疗经 DSS 诱导的肠炎模型小鼠,结果表明可以缓解 DSS 诱导的急性炎症性肠病以及经多个 DSS 循环诱导的慢性炎症性肠病(Hausmann and Obermeier et al., 2007)。这也表明肉苁蓉水提取物在本实验小鼠模型中减少肠道异常增生的作用可能与其中含有苯乙醇苷类有关。

　　总之,大肠癌是全球普遍的癌症之一,而在大多数情况下是可以预防的。使用温和的中草药提取物将为开发预防肠癌药物提供新思路,可依此开发用于放、化疗后的辅助治疗手段,有利于提高放、化疗等方法治疗癌症的功效,并减少治疗过程中的副作用。

第四章

松果菊苷通过上调 TGF-β1 表达保护 MODE-K 细胞

4.1 概　述

　　肉苁蓉为临床常用中药,具有补肾益气、润肠通便的功能,通过增强肠道的运动功能和提高小肠推进度,从而显著缩短通便时间和抑制大肠中水分的吸收(张百舜等,1992)。进一步的动物实验研究发现,肉苁蓉水煎剂可促进小鼠大肠蠕动,使小鼠粪便变大、变软,并增加大肠和小肠的含水量(屠鹏飞等,1999)。而肉苁蓉化学成分复杂,哪一类型成分能提高肠内渗透压,用于利尿通便,值得深入研究。结合上一章研究应用的小鼠模型背景及研究结果,应用 TGF-β1 敲除的易患肠癌小鼠模型,口服肉苁蓉水提取物,已证实可以有效减少肠道幽门螺杆菌的感染,进而减少与炎症有关的肠道异常增生。而本书中使用的肉苁蓉水提取物中含有大量的多糖和苯乙醇苷类,我们试图分离多糖和苯乙醇苷类,以进一步明确在肠癌治疗中的活性成分。

　　松果菊苷是肉苁蓉提取物中主要的活性物质,研究表明其药理作用集中在抗氧化、保护神经、保护肝脏、抗炎、抗肿瘤、改善学习记忆以及免疫调节活性等方面。匡荣等(2009)研究发现松果菊苷可以通过抑制活性氧生成的方式减少 H_2O_2 对 PC12 细胞的毒性,通过上调 Bcl-2 的途径减少细胞凋亡,因此可开发用于保护神经细胞。同理,胃肠道黏膜上皮细胞在全身组织中的更新代谢较快,细胞处于活跃的增殖、分化、移动以及凋亡的过程中,以维持消化代谢和修复等功能而确保肠道内环境的稳态。当有物理或化学刺激导致肠道损伤时,表皮细胞需要分裂增殖,以便及时修复受损部位。修复不及时,就会有免疫细胞入侵到肠道黏膜层,进一步引起免疫反应,形成炎症。因此,维护肠道表皮细胞的正常分裂和增殖功能,减少表皮细胞凋亡对于维持肠道微生态系统稳态有非常重要的作用。

TGF-β1 是转化生长因子 β 家族的重要成员,对其功能的研究主要集中在炎症和组织修复等方面。大量的研究表明,TGF-β1 具有调节细胞生长、凋亡以及分化的作用(Rahimi and Leof, 2007);可以通过调节细胞增殖、分泌炎性细胞因子来调剂免疫反应(Peng and Laouar et al., 2004),例如完全敲除 TGF-β1 的小鼠会在出生后 3 周内死于多位点的炎症异常(Diebold and Eis et al., 1995)。该模型通过转基因敲除 TGF-β 基因,因此被作为一种研究肠道自发炎症甚至肠癌的理想模型,用于研究 TGF-β1 与炎症性肠病的关系以及对应药物的开发。第三章应用肉苁蓉提取物饲喂该模型小鼠,发现该提取物能够在不影响小鼠体重的情况下减少与炎症有关的异常增生,减少肠道幽门螺杆菌的感染。从肠道组织切片分析,肉苁蓉水提取物对肠道结构的维护也发挥重要作用。因此,本章将以小鼠的肠道表皮细胞为模型,用松果菊苷处理,集中检测松果菊苷对 TGF-β1 表达的影响,进而推测松果菊苷发挥作用的有效途径。有关松果菊苷的药理活性研究表明该化合物具有抗氧化作用和通过抑制凋亡而保护神经细胞的作用。那么，TGF-β1 对正常生物体，对正常肠道表皮细胞有何作用？本实验将用 H_2O_2 和 TNF-α 等细胞因子诱导细胞凋亡，检测松果菊苷能否对肠道表皮细胞产生保护作用，以期为开发肉苁蓉水提取物用于炎症性肠病的治疗。

4.2　材料和方法

4.2.1　松果菊苷(ECH)的分离纯化

实验中所用松果菊苷是从购买的苁蓉总苷胶囊(杏辉天力药业有限公司生产,国药准字 Z20050216)中提取纯化得到的。具体方法为除去外部胶囊,采用甲醇浸泡药粉末过夜,离心吸取上清并干燥可得。图 4-1 为安捷伦 HPLC 检测图谱,可确定分离得到的主要成分为松果菊苷。

4.2.2　细胞培养

MODE-K 细胞是 C3H/He J 小鼠肠表皮细胞系,取自温哥华总医院 Theodore Steiner 博士实验室。培养液为添加 10% 小牛血清、1% 盘尼西林和链霉素的 DMEM 培养液,于 5% CO_2 37 ℃培养箱中培养。

4.2.3　MTT 法测定 ECH 对 MODE-K 细胞活性的影响

MTT 法又称 MTT 比色法,是一种检测细胞存活和生长的方法。配制含有 20 000 细胞/mL 的细胞溶液后混匀,按每孔 100 μL 的体积将 MODE-K 细胞种于 96 孔细胞培养板,24 h 后

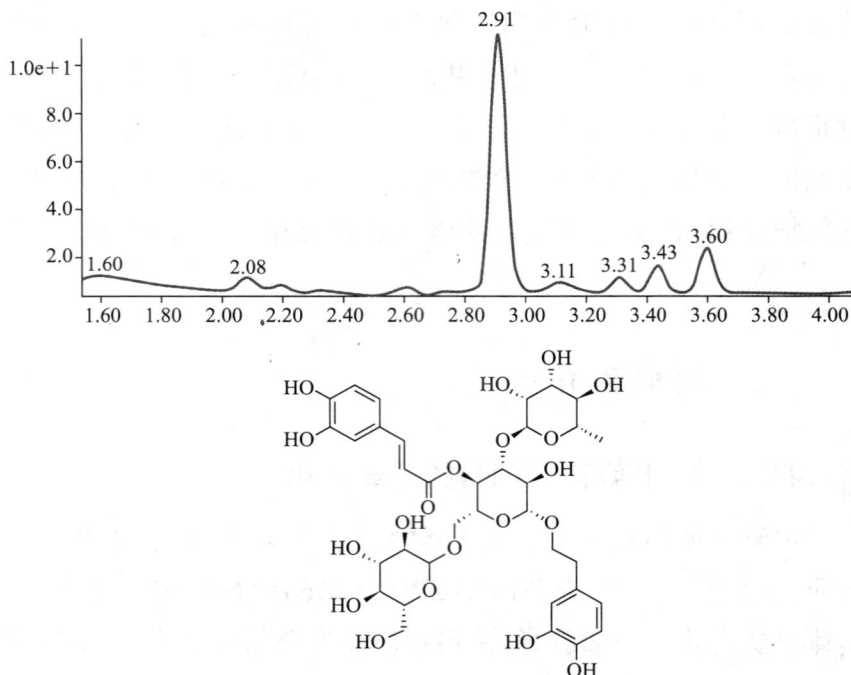

图 4-1 HPLC 图谱

HPLC 图谱:表征分离纯化的物质为松果菊苷,出峰时间为 2.91,分子量为 786。采用 C-18 色谱柱,流动相为甲醇和水(70:30 的体积比),分子式如图 4-1。

换用 10% 血清配制的不同浓度 ECH 溶液,每浓度梯度下设置 6 个复孔,置于 5% CO_2 培养箱 37 ℃ 孵育。培养 48 h 后,每孔加入 10 μL 0.5 mg/mL MTT(Sigma)溶液,继续孵育 4 h 后取出培养板,吸弃培养液,每孔加入 100 μL 二甲基亚砜(DMSO,购自加拿大 Sigma-Aldrich 公司),震荡充分,37 ℃ 细胞培养箱中放置 10 min,待紫色细胞颗粒完全溶解后用自动酶标仪(购自美国 BioTek 公司)562 nm 处测定 OD 值。实验中每浓度设 6 个复孔,重复 3 次。细胞的增殖比例计算为:样品的增殖 % =(样品 OD − 对照 OD)/ 对照 OD×100%。每日细胞增殖 % =(结束点 OD − 开始点 OD）/ 开始点 OD × 100%。

4.2.4　诱导细胞凋亡以及流式细胞仪测定细胞凋亡

本实验中采用不同浓度的 H_2O_2 诱导细胞凋亡，分别用 0.6 μm 和 0.3 μm H_2O_2 处理细胞；同时采用趋炎因子 TNF-α 和 IFN-γ 诱导细胞凋亡，所用细胞因子的浓度为 10 ng/mL。

凋亡是一种正常的生理过程，是细胞为维持内环境的稳态，由基因控制的细胞自主有序死亡过程。与细胞坏死的过程相比，细胞凋亡是细胞代谢和生长中的主动过程。当细胞发生凋亡时，细胞膜的通透性也增加，但是其程度介于正常细胞与坏死细胞之间。利用这一特点，将细胞用荧光素染色，利用流式细胞仪测量细胞悬液中细胞荧光强度用于区分正常细胞、坏死细胞及凋亡细胞。本实验采用 Annexin-V（磷脂结合蛋白 V）PE 和 7-AAD 双染色法检测细胞的凋亡和死亡。正常细胞为 Annexin-V 阴性和 7-AAD 阴性；凋亡细胞为 Annexin-V 阳性而 7-AAD 阴性；死亡细胞为 Annexin-V 和 7-AAD 均为阳性。将细胞按照每孔 0.25 M（百万）的密度种于 24 孔细胞培养板，24 h 后换液，加入不同浓度的 ECH 溶液。处理终止时首先收集上清，由于本细胞是贴壁细胞，用 0.25% 胰酶消化细胞并与上清一并收集到 FACS 检测所用的小管中。离心后弃去上清，收集细胞团，配制一定浓度的 Annexin-V PE 和 7-AAD 染色溶液，浓度设置按照 Annexin-V PE 和 7-AAD 使用手册进行。置于暗处染色 15 min 后即可上机测定。对于添加细胞因子和 H_2O_2 诱导细胞凋亡的实验，操作和处理方法相同。每个处理设置 2 个复孔，实验重复 2 次。

4.2.5　RT-PCR

为了检验 MODE-K 细胞自身 TGF-β 信使 RNA 的表达以及 ECH 处理后对 TGF 信使 RNA 表达的影响，提取细胞 RNA 后，将其转录为 cDNA，用 PCR 扩增 TGF 信使 RNA 的表达。具体操作为将细胞按照 0.8 M（百万）的数目种于 6 孔细胞培养板，24 h 后换液并用不同浓度的 ECH 处理，分别于 24 h 和 48 h 后弃去上清，加入 0.5 mL TRIZOL 溶液溶解细胞，存于 −80 ℃ 冰箱中用于提取 RNA。提取到 RNA 后，RNA 电泳验证 RNA 的纯度。吸取 5 μg 总 RNA 用于 cDNA 的转录合成。用 1 μL 的 cDNA 样品用于 PCR 反应。反应体系的总量为 25 μL。其中包括 $10 \times$ PCR buffer 0.75 μL，50mM $MgCl_2$ 0.5 μL，引物各 0.5 μL，DNA 模板 1 μL，Taq DNA 聚合酶 0.5 μL，加 PCR H_2O 补充至 25 μL。构建 PCR 引物 TGF 序列正意义链：5'-TAC TAT GCT AAA GAG GTC ACC CGC-3'；反意义链：5'-CTG TAT TCC GTC TCC TTG GTT CAG-3'。内参 GAPDH 引物正意义链序列：5'-ATC ACT GCC ACC CAG AAG ACT G-3'；反意义链：5'-CCC TGT TGC TGT AGC CGT ATT C-3'。PCR 反应程序为：94 ℃ 5 min，然后进入 94 ℃ 1 min、55 ℃ 退火 1.25 min、72 ℃ 延伸 1.5 min 的循环，共 35 个循环，最后 72 ℃ 延伸 10 min，4 ℃ 结束反应。用 TAE 缓冲液配制的 1% 琼脂糖凝胶电泳分析胶鉴定 PCR 产物，与内参 GAPDH 的量相比得到扩增比例。

4.2.6　ELISA 和 Western Blot 分别测定细胞水平和蛋白水平 TGF 变化

通过酶联免疫反应方法测定培养细胞的 TGF 分泌。酶联免疫反应的操作规程严格按照试剂盒提供的说明进行。将

MODE-K 细胞按照 0.25 M（百万）/0.5 mL 种于 24 孔细胞培养板，24 h 后换液并加入不同浓度的 ECH 溶液，48 h 后吸取上清用以测定细胞水平的 TGF 变化。首先将用于 ELISA 测定的专用培养板用 100 μL TGF mAb 溶液（1∶1 000 倍稀释）润洗，4 ℃ 水平摇床摇动过夜。PBS-T 润洗 5 次。第 2 日，用 1 倍的封闭缓冲液于室温润洗细胞培养板 1 h 后，PBS-T 润洗 5 次。加入 100 μL 收集的上清。然后置于 4 ℃ 水平摇床摇动过夜。第 3 日，弃去细胞培养板中的样品，PBS-T 润洗 5 次后，加入 100 μL 用样品缓冲液配制的抗 TGF pAb 溶液（1∶1 000 倍稀释），室温静置孵育 2 h，PBS-T 润洗 5 次后，加入 100 μL 用样品缓冲液配制的 TGF HRP 检测溶液（1∶100 倍稀释），室温水平摇床孵育 2 h。PBS-T 润洗 5 次后，加入 100 μL TMB 溶液，室温静置孵育 15 min，样品孔内将有蓝色物质形成。然后加入 100 μL 1N（当量）的盐酸（HCl）以终止反应。这时，蓝色经过酸化而变成稳定的黄色。用 ELX 808 型号的分光光度计于 450 nm 处读取吸光度值。根据已知浓度的 TGF 和对应的 OD 值求得标准曲线以计算待测样品的 TGF 浓度。Y（OD 值）$= 0.000\,5X$（浓度）$+ 0.056\,3$，拟合度 $R^2 = 0.999\,4$。

　　Western Blot 的操作流程如下：用 6 孔细胞培养板收集不同浓度肉苁蓉水提取物处理的细胞样品，裂解液裂解细胞样品，Bio-Rad 法测定每个样品的蛋白浓度。TGF-β1 抗体的分子大小约为 55 KD，因此配制 10% SDS-PAGE 胶用以分离蛋白样品，每孔的上样量为 100 μg 蛋白。参考一抗的说明书，按照 1∶500 倍稀释的大鼠多克隆抗 TGF-β1 抗体 4 ℃ 孵育过夜。第 2 日回收一抗，TBS-T 缓冲液摇动洗涤 10 min，共洗涤 3 次。参考二抗的使用说明书,按照 1:10 000 倍稀释的抗大鼠 IgG 抗体孵育 1 h,TBS-T 缓冲液摇动洗涤 10 min,洗涤 3 次。利用增强化学发光的方法检测 TGF-β1 的表达条带。配制增强化学发光的溶液(ECL 溶液,购自英国 Amersham Pharmacia Biotech 公司)并润洗荷载样品的蛋白膜,以液体覆盖蛋白膜为宜。压片暗盒中压片,X 光自动洗片机洗片。β-Actin 抗体为内参检测,用于确定上样量的均匀与否。

4.2.7 用分离纯化的 Anti-TGF-β1 抗体和构建 TGF-βshRNA 的方法验证 ECH 通过促进 TGF-β1 的分泌而保护细胞

为了验证 ECH 对肠道细胞增殖和保护细胞的作用依赖于 TGF-β1,采用 TGF-βshRNA 沉默 MODE-K 细胞中的 TGF 表达。参照文献构建 TGFshRNA 质粒(Hwang Meeyul et al.,2006),所用序列为:正意义链 5'-AAC CAA GGA GAC GGA ATA CAG-3';反意义链 5'-CTG TAT TCC GTC TCC TTG GTT-3'。转载到 MODE-K 细胞,同时转染携带无意义基因片段的质粒为对照。分别称之为 MODE-K^{TGF} 和 MODE-K^{SCR}。由于转载质粒携带绿色荧光蛋白(Green Fluorescent Protein,简称 GFP),并且对博来霉素(Zeozine)有抗性,故用 Zeozine 筛选转染成功的细胞,未转染成功的细胞在 Zeozine 存在下死亡。

4.3 结果与分析

4.3.1 ECH 促进 MODE-K 细胞增殖并保护细胞

细胞增殖对于组织修复是非常重要的。通过培养 MODE-

K 细胞,检测 ECH 添加后对细胞增殖的影响。如图 4-2 所示,
不同浓度的 ECH 处理 MODE-K 细胞 48 h,可明显促进细胞的
增殖,并呈现很好的剂量效应。与对照组相比,可增加 50% 左右
的细胞数目。通过观察 ECH 对 MODE-K 细胞的生长曲线可发
现,加入 ECH 后的 24 h 内,各处理组和对照组相比,没有差异,
从 48 h 开始,ECH 处理的细胞与对照组有显著差异(见图 4-3)。
这表明 ECH 具有显著的促进细胞分裂增殖的作用,并且在 48 h
后有显著差异。

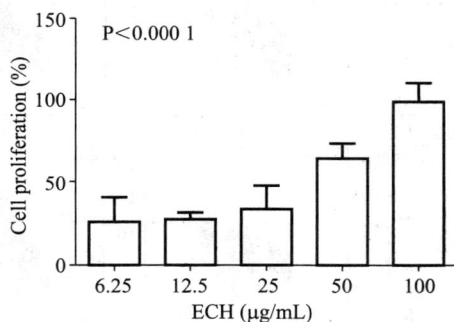

图 4-2 不同浓度松果菊苷对 MODE-K 细胞增殖(48 h)的影响

注:通过 MTT 法检测添加不同浓度松果菊苷对 MODE-K 细胞增殖的影响。

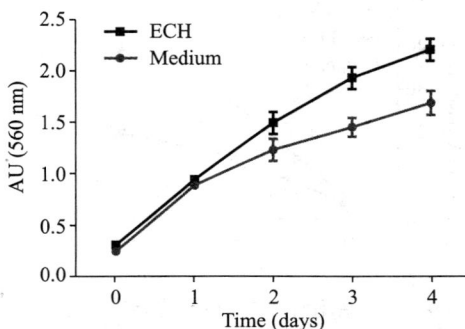

图 4-3 100 μg/mL 松果菊苷对 MODE-K 细胞的增殖与时间的关系(以第 1、2、3、4
天的同一时间测定值为准)

4.3.2 ECH 减少 H_2O_2 和细胞因子诱导的细胞凋亡

如图 4-4 所示，正常培养液培养中 5.92％为凋亡细胞，而经过 24 h 的 ECH 孵育的凋亡细胞比例减少为 3.75％；经 0.6 μmol H_2O_2 诱导的凋亡和死亡细胞分别为 15.03％和 30.30％，而当加入 ECH 后，凋亡和死亡的比例分别降低为 9.44％和 22.30％，表

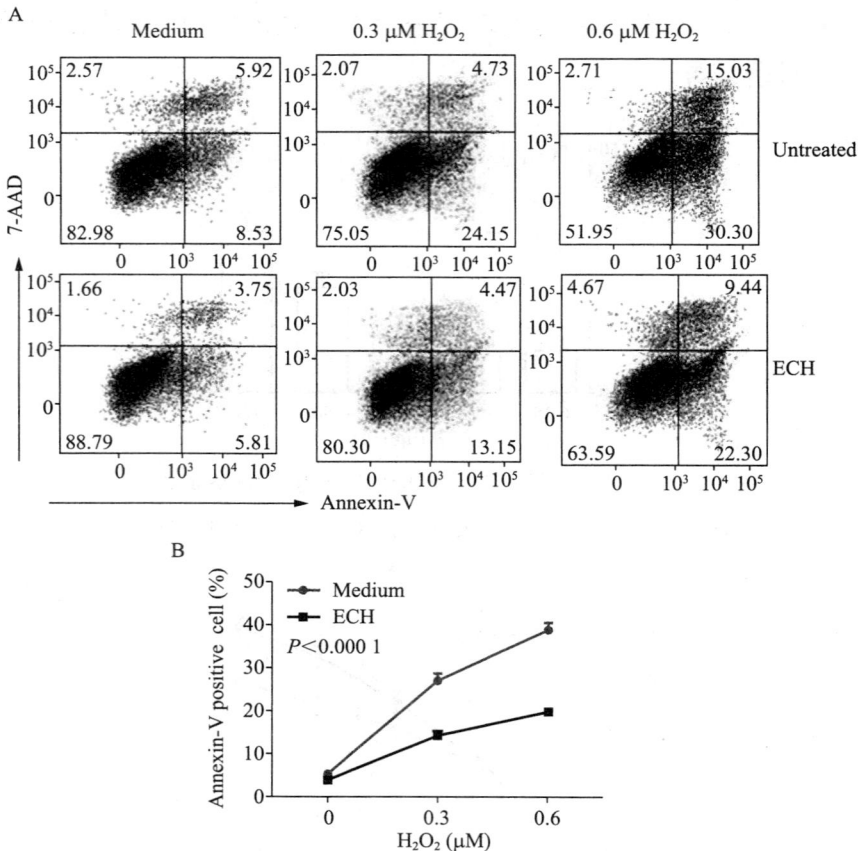

图 4-4　松果菊苷减少 H_2O_2 诱导的细胞凋亡

注：A 为 FACS 结果图示活细胞（Annexin-V 阴性和 7-AAD 阴性）、凋亡细胞（Annexin-V 阳性，7-AAD 阴性）和死亡细胞（Annexin-V 阳性，7-AAD 阳性）。B 为松果菊苷对不同浓度 H_2O_2 诱导 MODE-K 细胞凋亡的保护作用。选取有代表性的实验数据用于统计分析。

明 ECH 可以保护细胞,减少 H_2O_2 诱导的细胞凋亡;同时,采用 TNF-α 结合 IFN-γ 的细胞因子诱导细胞凋亡,加入 ECH 的细胞凋亡和死亡比例分别为 11.44％ 和 22.30％,而单独加入 TNF-α 和 IFN-γ 导致的细胞凋亡和死亡比例为 25.03％ 和 23.15％。这表明 ECH 可以保护细胞免于凋亡(见图 4-5)。

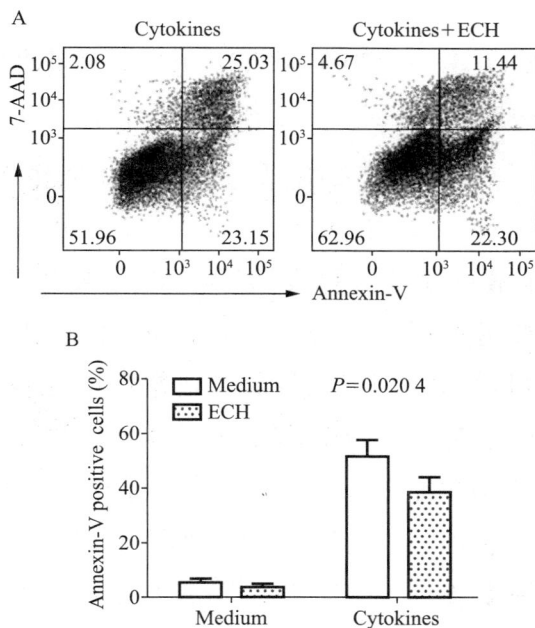

图 4-5　松果菊苷处理对趋炎因子(TNF-α 和 IFN-γ 细胞因子)诱导的细胞凋亡的影响

注:A 为 FACS 图示中 Annexin-V 和 7-AAD 双染下细胞凋亡典型图示。B 为将 FACS 所得趋炎因子处理以及趋炎因子处理后添加松果菊苷的细胞凋亡数进行 T 检验的结果。

4.3.3　ECH 上调 MODE-K 细胞中 TGF-β 的表达

从细胞培养盘中收集上清,通过 ELISA 的方法检测 ECH 处理细胞后释放的 TGF-β 蛋白的变化;同时收集细胞,分别用细胞裂解液和 Trzol 裂解细胞,用于测定 TGF-β1 在细胞水平和信使 RNA 水平的变化。同时,采用 Western Blot 方法检测 ECH 能否促进细胞中 TGF-β1 蛋白表达的增加。结果为 RT-PCR 检测表明 ECH 促进了 MODE-K 细胞中 TGF-β1 信使 RNA 的表达(见图 4-5(A)),也促进了 TGF-β1 蛋白表达增强(见图 4-5(B)),同时,ECH 可以显著促进细胞分泌更多的 TGF-β1(见彩图4-6(C))。

4.3.4 MODE-K 细胞中 TGF-β1 表达沉默时,ECH 丧失对 MODE-K 细胞的保护作用

为了进一步验证松果菊苷是否通过上调 TGF-β1 的途径减少细胞凋亡,构建了 sh-TGF-β1 载体,并成功转入 MODE-K 细胞。因为所加载的质粒载体表达绿色荧光,所以用 FACS 检验转染率。如彩图 4-6 所示,表达 sh-TGF-β1 的细胞为 83.9%,质粒对照为 74.7%,表明成功转染。通常选用转染率超过 70%的细胞用作实验。Western Blot 检测这两类细胞的 TGF-β1 表达,sh-TGF-β1 转染的细胞 TGF-β1 表达明显减少(见彩图 4-8)。因此,利用这两种细胞作为检测 ECH 作用机理的模型。

用松果菊苷处理 MODE-K^TGF 和 Control-MODE-K^SCR 细胞,MTT 检测活细胞比例。如图 4-7 显示,MODE-K^TGF 细胞由于 TGF-β1 表达被阻断,松果菊苷的处理并未促进该细胞的分裂和增殖,细胞生长速度和正常培养液培养的细胞没有差别;MODE-K^SCR 细胞在松果菊苷处理下,活细胞数比正常培养液培养的细胞多。FACS 检测结果类似,MODE-K^TGF 对 TNF-α的敏感性增加,对松果菊苷的敏感性则降低,松果菊苷处理下,MODE-K^TGF 有比 MODE-K^SCR 高的凋亡细胞比例;当用 10 ng/mL的细胞因子(TNF-α 和 IFN-γ)处理细胞时,MODE-K^TGF 的凋亡

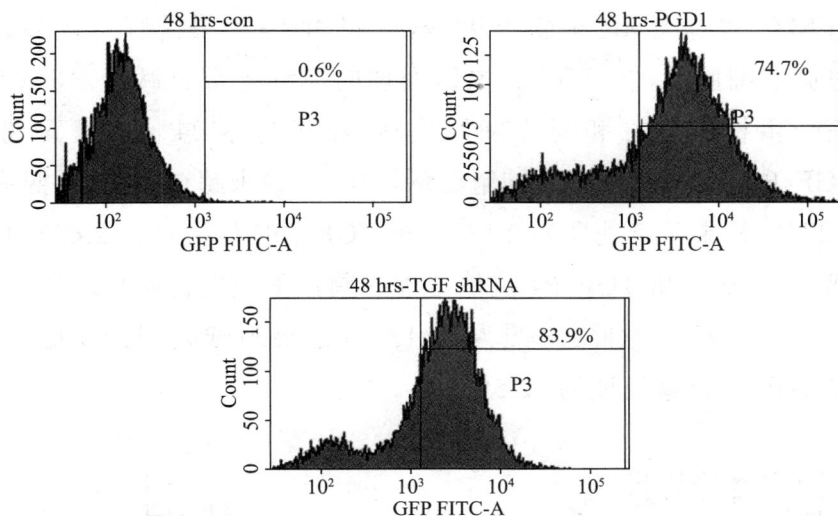

图 4-7　FACS 检测 sh-TGF 在 MODE-K 细胞中的表达

细胞比例为 20.95%，高于 Control-MODE-K 细胞（15.4%），表明 TGF-β 表达阻断后，细胞应对胁迫的能力减弱；而在细胞因子诱导凋亡的处理中，协同采用松果菊苷处理，MODE-K^{SCR} 细胞的凋亡细胞比例为 10.75%，要小于细胞因子处理的凋亡细胞比例 15.4%，而 MODE-K^{TGF} 细胞的凋亡比例为 17.45%，与细胞因子单独处理的凋亡细胞比例 20.95% 相差较小。以上结果表明，阻断 TGF-β 表达后，松果菊苷丧失了对细胞的保护作用。

4.3.5　MODE-K 细胞中加入纯化的抗 TGF-β 抗体时，ECH 丧失对 MODE-K 细胞的保护作用

为了验证 ECH 促进细胞分裂和增殖是通过刺激 TGF-β 分泌的途径，在细胞培养液中加入 5 ng/mL 纯化的抗 TGF-β 抗体以阻断 TGF-β 途径。分别于 24 h 和 48 h 检测活细胞比例。采用 MTT 法检测活细胞比例，FACS 检测凋亡细胞百分比。24 h

的 MTT 结果显示(见图 4-9),与对照相比,松果菊苷可以显著增加活细胞数,抗 TGF-β 抗体处理的活细胞数目减少。FACS 进一步检测凋亡和死亡细胞比例,结果显示 24 h 处理下,抗 TGF-β 抗体处理的凋亡细胞比例增加,但并未超过对照(对照为 4.27%,松果菊苷处理为 2.12%,抗 TGF-β 抗体处理为 2.69%);48 h 后,加入抗 TGF-β1 抗体处理的凋亡细胞数目明显增加(见图 4-10),超过对照(对照为 11.13%,松果菊苷处理为 9.13%,抗 TGF-β 抗体处理为 12.55%)。

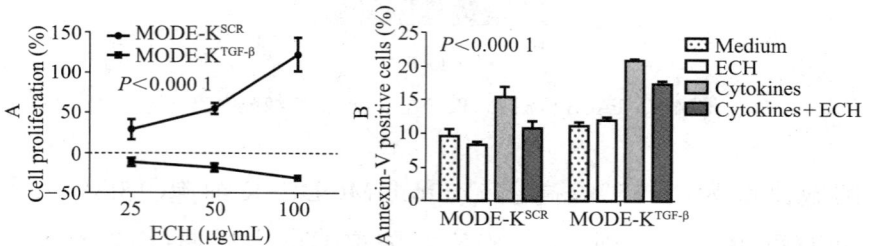

图 4-9　松果菊苷对 MODE-K^{SCR} 和 MODE-K^{TGF} 细胞的增殖及抗凋亡作用的影响

注:A 为松果菊苷对 MODE-K^{SCR} 和 MODE-K^{TGF} 细胞的增殖作用对比(MTT 检测结果)。B 为松果菊苷对 MODE-K^{SCR} 和 MODE-K^{TGF} 细胞在细胞因子诱导凋亡中的保护作用(FACS 结果)。

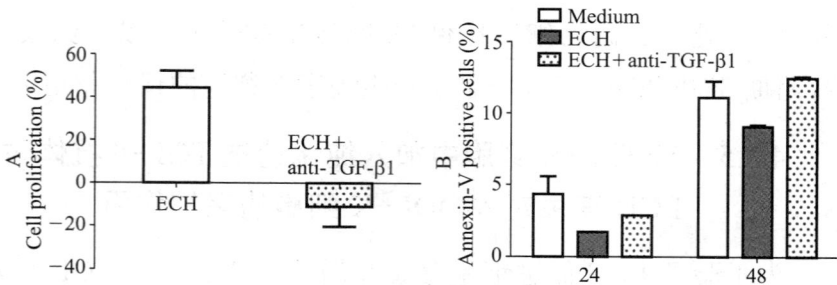

图 4-10　添加拮抗 TGF-β1 蛋白对 MODE-K 增殖作用的影响

注:A. 在 MODE-K 细胞培养液中添加拮抗 TGF-β1 蛋白后,松果菊苷失去对该细胞的促进增殖作用(MTT 结果)。B. FACS 检测松果菊苷在添加拮抗 TGF-β1 蛋白后对 MODE-K 细胞的作用。

4.4　小结与讨论

本实验中的松果菊苷不仅存在于肉苁蓉提取物中,在其他药用植物,如松果菊属和紫锥花属植物中均有该成分(Bauer and Foster,1991;Perry and Burgess et al.,2001)。这种化合物已被报道在体内体外均有抗氧化活性。然而,关于其作用机理报道甚少。本书首次应用肠道表皮细胞系为模型,发现松果菊苷可以促进肠道表皮细胞的生长,减少 H_2O_2 和趋炎细胞因子诱导的细胞凋亡,并且发现主要依赖因素为 TGF-β1。

本实验结果表明松果菊苷可以促进 MODE-K 细胞生长,进一步采用 ELISA、Western Blot 和 RT-PCR 等方法,均检测到 TGF-β1 表达的增加,表明松果菊苷可以促进 MODE-K 细胞 TGF-β1 蛋白的分泌以及信使 RNA 的表达。同时,松果菊苷可以减少 H_2O_2 和细胞因子诱导的细胞凋亡,并且依赖于 TGF-β1 途径实现对细胞的保护,其结果为在 H_2O_2 和细胞因子诱导的细胞凋亡时,可以增加活细胞数并且减少凋亡细胞比例。匡荣等(2009)用松果菊苷处理 H_2O_2 诱导的 PC12 细胞,也发现了该化合物可以增加活细胞数,减少凋亡细胞比例。

H_2O_2 可直接诱导细胞内活性氧的形成,导致线粒体损伤后细胞凋亡。本实验确认松果菊苷可以减少 H_2O_2 诱导的细胞凋亡,表明松果菊苷可能通过抑制活性氧生成或清除活性氧的方式保护细胞。同时,松果菊苷对细胞因子诱导的凋亡也有缓解。Deng and Zhao et al.(2004)用松果菊苷处理 TNF-α 诱导的神经细胞 SHSY5Y,也发现该化合物具有显著的保护细胞作用,并认为松果菊苷通过抗氧化作用维持线粒体的功能,减低细胞内活性氧水平,并抑制 Caspase-3 的活性和维持线粒体膜电位的高能状态。抗氧化作用是否与 TGF-β 途径有关,有待继续深入研究。

消化道是一个复杂的生态系统,多发急性感染和慢性炎症,经常导致肠道中免疫反应异常。免疫反应中细胞因子的生成,进一步导致上表皮细胞处于胁迫环境,影响上表皮细胞的分裂增殖,同时也影响健康细胞对损伤部位的修复功能。在 UC 发病中,结肠上皮细胞的凋亡加速和炎性细胞的凋亡减慢两种倾向,导致了炎症性肠病的发生和复发。Iwamoto and Koji et al.(1996)研究发现正常的结肠细胞凋亡发生在肠腔上皮细胞,而在炎症性肠病发生时,不仅肠腔上皮细胞凋亡,病变处以及邻近的非病变处隐窝上皮细胞凋亡也增加,从而导致上皮细胞构成的黏膜屏障遭到破坏,肠道病原微生物入侵产生炎症反应。另一方面,炎症性肠病患者肠黏膜中细胞凋亡调控蛋白 Bcl-2 表达增加,而炎性细胞 Bax 表达减少,表明炎性细胞的凋亡减慢,这也是炎症性肠病的特点(张文俊等,2003)。而松果菊苷可以减少正常上皮细胞的凋亡,减少细胞因子对上表皮细胞的毒性,这对于保护肠道微生态环境的稳定和修复损伤有特殊意义。

对于正常自我更新的结构组织,是否进入细胞周期进行分裂主要依赖于微环境中激活因子(分裂素)和抑制因子(抗分裂素)的平衡。TGF-β 能促进细胞的增殖,诱导细胞分化或凋亡。也有研究得出 TGF-β1 促进晶状体上皮细胞的增殖(高福禄等,2002)。因此,对于正常细胞来说,TGF-β 是抑癌因子。在创伤修复过程中,TGF-β 对炎症和免疫细胞的抑制作用对避免组织损伤的过量反应十分重要。因此,由于 TGF-β 是个双重性质的蛋白,TGF-β 在促进细胞增殖分化的同时对免疫反应的影响如何及其在体内的代谢路径,仍然需要深入研究。松果菊苷刺激表皮细胞产生的 TGF-β 是否会影响到免疫反应,或者松果菊苷对免疫细胞会有什么影响,如何将该化合物运用到临床,仍然有大量问题需要探讨解决并持续进行更为深入系统的研究。其他含有松果菊苷成分的中药材,是否具有同样的促进受损肠道表皮和肌层修复的功能,有待深入研究。

第五章

松果菊苷对 DSS 诱导肠炎模型小鼠的
治疗作用

5.1　概　述

溃疡性结肠炎是炎症性肠病中的一大类型,也是一类病因复杂的消化道疾病。该病在西方国家的发病率较高,在我国也呈日渐上升趋势。其发病可能与肠道菌群失调、肠黏膜屏障功能缺陷、肠道通透性增加以及肠道内成分诱发的异常免疫反应等因素有关。科学研究中通常将 $3\% \sim 5\%$ DSS 加在饮水中,7 天可诱导急性肠炎,经过多个循环可诱导慢性肠炎。发病症状与人溃疡性肠炎症状类似,表现为体重下降明显,大便带血。因此,该模型常用于研究开发治疗肠炎的药物。结合前期研究结果,肉苁蓉水提取物可以减少小鼠肠道中幽门螺杆菌的感染,增加小鼠脾细胞的细胞毒性,并且在体外实验中发现可以激活小鼠巨噬细胞,促进一氧化氮的生成,并提高巨噬细胞的吞噬功能。同时,松果菊苷不仅可有效保护肠道上表皮细胞,而且通过促进表皮细胞 TGF-β1 分泌的方式保护 MODE-K 细胞免于 H_2O_2 和细胞因子诱导的细胞凋亡。

为了进一步确认松果菊苷对肠道细胞的保护和肠道内环境

稳态的维持，探讨松果菊苷诱导刺激细胞产生的 TGF-β1 能否保护细胞，而不抑制免疫反应，本实验选取 3% DSS 以诱发建立急性结肠炎小鼠模型；同时在饮水中添加一定浓度的松果菊苷，通过观察小鼠体重、大便性状和隐血情况以及结肠长度和组织切片的病理学改变等方面，研究松果菊苷是否对该模型小鼠有治疗作用；结合体外实验，用松果菊苷处理从正常小鼠肠道分离得到的原代上表皮细胞，MTT 法检测细胞存活数，以判断原代表皮细胞对松果菊苷处理的敏感程度；用不同浓度的 DSS 诱导致 MODE-K 细胞损伤，然后加入松果菊苷，通过 MTT 法检测该化合物能否增加细胞存活率；利用体外模拟罹患肠炎时的环境，判断松果菊苷对 DSS 诱导表皮细胞凋亡的作用。

5.2　材料和方法

5.2.1　实验药品药剂

松果菊苷分离纯化过程同前。HPLC 鉴定其纯度为 98%。实验中诱导小鼠急性肠炎模型采用 DSS（分子量为 6 000，购自 Sigma 公司）。

5.2.2　小鼠遗传背景及 DSS 诱导小鼠肠炎模型的日常管理

选择体重 20～25 g 的雄性 C57BL/6J（B6）小鼠，随机分为 3 组，饲喂和样品收集严格按照加拿大动物管理委员会的执行标准。利用饲喂 7 天 3% 的 DSS 以诱导正常小鼠罹患急性肠炎。设定只饲喂 3% 的 DSS 组为模型对照组，饲喂 3% 的 DSS + 120 μg/mL ECH 为实验处理组。正常饮水为正常对照组。同时每日检查饮水并及时更换水杯和鼠笼，保持小鼠充足的水分供应，生活环境通风且清洁卫生。实验 7 天内每天称量小鼠体重，观察活动、大便性状和隐血情况。第 8 天撤除 DSS，模型对照组换为正常饮水，实验处理组换作 120 μg/mL ECH 的饮水。第 9 天结束实验处理。颈部脱臼处死小鼠，并收集所需检测组织用于进一步实验。

5.2.3 疾病活动指数评估（Disease Activity Indes：DAI）

每日记录体重变化、大便性状和隐血情况。DAI 指数根据体重变化、大便性状和隐血情况的分值总和除以 3 获得，用于评估小鼠的疾病活动情况。具体划分标准参照 Kumar and Dhamotharan et al.（2011），即（1）体重变化幅度：0 为没有变化，1 为 1%～5%，2 为 5%～10%，3 为 10%～20%，4 为 >20%。（2）大便性状：0 为正常，1 和 2 为大便成形，3 和 4 为拉稀。（3）隐血情况：0 为阴性，1 为 +，2 为 ++，3 为 +++，4 为 ++++。体重变化以百分比形式计算，以实验处理开始时的体重为初始体重，计算方法为之后每日体重与初始体重的差值占初始体重的百分比。

实验结束后，颈部脱臼处死小鼠，迅速从盲肠底部到直肠底部分离直肠，并量取长度。从靠近远端结肠部位切取 1 cm 长度的直肠，用细胞解离液解离用作 Western Blot。再切 1 cm 直肠用于测定 NO。其余部分用作组织切片。同时取脾脏，称重。

5.2.4 NO 的测定

将截取的 1 cm 肠段用包含 2% 小牛血清的 DMEM 细胞培养液（1% 盘尼西林和链霉素）润洗，然后平均分两段置于 24 孔细胞培养板中,用 1 mL 包含 0.2% 的小牛血清的 DMEM 细胞培养液(1% 的盘尼西林和链霉素)孵育培养 24 h,培养箱设置为 5% 的 CO_2,37 ℃。第 2 天收集上清并离心,用于 NO 测定,测定方法同第 3 章所述。

5.2.5　组织切片和免疫组化

取小鼠大肠,用存于 4 ℃ 的 PBS 冲洗去掉肠中残余物。用眼科剪刀将大肠沿纵向切开,平铺置于 10% 福尔马林溶液中固定。24 h 后将片状大肠卷成圈用一次性针头从中间部分插入固定成卷状。常规石蜡包埋并切片,H&E 染色,光学显微镜下观察细胞形态和分布。每只小鼠单独统计,组织病理学按照上皮结构完整性(Epithelium)和是否炎性浸润(Infiltration)两部分计分。计分标准参照 Hausmann and Obermeier et al.(2007),其中上皮结构及其完整性的 0 级标准为正常结构,1 级标准为杯状细胞缺失,2 级标准为大面积缺失杯状细胞,3 级标准为腺窝缺失,4 级标准为大面积腺窝缺失。炎性浸润计分标准如下:0 级标准为没有浸润,1 级标准为腺窝基部浸润,2 级标准为浸润到黏膜肌层,3 级标准为大量炎性细胞浸润到黏膜肌层,肌层加厚,4 级标准为浸润到黏膜下层。

免疫组织化学切片染色:首先是脱蜡水化的过程。具体操作为二甲苯中浸泡 5 min,更换二甲苯后再浸泡 5 min,然后换体积比 1:1 的二甲苯和无水酒精浸泡 5 min,后面依次经无水乙醇、95% 的乙醇,75% 的乙醇浸泡 5 min。然后经蒸馏水冲洗 5 min。将切片转移到微波炉煮沸的 0.01 mol/L 的枸橼酸钠缓冲溶液(称取 0.378 18 g 柠檬酸和 0.241 24 g 枸橼酸钠定容到 1 L, pH = 6.0)中,沸水浴 30 min。等冷却到室温后,经 TBS-T

缓冲液水平摇晃冲洗 5 min。甩去缓冲液,用专用蜡笔圈画组织区域,滴加 3% H_2O_2 以覆盖组织,室温静置孵育 30 min。然后 TBS-T 缓冲液水平摇晃冲洗 2 次,每次 5 min;TBS 缓冲液冲洗 5 min。滴加 5%山羊血清封闭液,室温静置孵育 30 min。甩去多余液体后,滴加 1∶50 稀释的 Ki67 一抗抗体(购自 Millipore 公司,兔抗原),4 ℃静置孵育过夜。空白对照只加稀释缓冲液。次日,TBS-T 缓冲液洗 3 次,每次 10 min,TBS 缓冲液洗 1 次 10 min。然后滴加 1∶1 000 稀释的二抗 Anti-Rabbit IgG 溶液,室温孵育 1 h。TBS-T 缓冲液洗 3 次,每次 10 min,TBS 缓冲液洗 1 次 10 min。DAB 显色(Horseradish Peroxidase Color Development Kit),镜下掌握显色程度。苏木素复染染核 2 min。依次经 75%酒精、95%酒精、100%酒精、体积比 1∶1 的二甲苯和无水酒精浸泡 5 min 以脱水。两次二甲苯脱蜡,最后封片并镜检。此外还用相同方法标记兔原的 MPO(购自加拿大 Abcam 公司)。

5.2.6　Western Blot

操作步骤同第 3 章所述。制作 10% SDS-PAGE 胶。样品为不同处理的小鼠大肠。观察 TGF-β1 在大肠组织中的表达情况。

5.2.7　松果菊苷对由 DSS 诱导凋亡的 MODE-K 细胞的保护作用

按照 2 500/100 μL 每孔的密度,将 MODE-K 细胞种于 96 孔细胞培养板。第 2 天小心吸弃培养液,换成如下处理:空白对照(正常细胞培养液);阳性对照:50 μg/mL ECH 溶液;阴性对照:细胞培养液配制的 1.5%、3%、5% DSS 溶液;实验处理组:

1.5%、3%、5% DSS 溶液与 50 μg/mL ECH 溶液,每处理设置 5 个复孔。48 h 加入 MTT 溶液,继续孵育 4 h。然后弃去上清,加入 DMSO 溶液溶解生成的紫色结晶。于 562 nm 分光光度计下读数。实验重复 3 次。

5.3　数据统计

数据表述用平均值 ± 标准差,组间差异用学生 T 检验。$P < 0.05$ 表示组间有显著差异。

5.4　结果与分析

5.4.1　小鼠疾病活动指数

小鼠疾病活动指数由体重变化、大便形态和隐血情况 3 部分构成,用于综合比较松果菊苷处理的治疗效果。DSS 处理组小鼠有明显的症状变化,包括体重减少、不成形大便、后期大便潜隐血。松果菊苷处理组也有同样症状,但出现时间要晚于 DSS 处理组。松果菊苷处理组小鼠的 DAI 指数一直低于 DSS 处理组。如图 5-1 所示,从第 5 天开始,两组之间 DAI 指数出现显著差异。

5.4.2　小鼠日常活动变化和大肠长度变化

利用 3% DSS 诱导 C57BL/6J 小鼠建立急性溃疡性肠炎模型,该模型的发病与人溃疡性肠炎症状类似。饮用 DSS 的第 1 天,小鼠体重基本没有变化,较活跃。如图 5-1 所示,从第 2 天开始,3% DSS 组小鼠体重开始下降。松果菊苷处理组小鼠体重没有变化。第 3 天,3% DSS 组小鼠体重下降为 5% ～ 10%;松果菊苷处理组小鼠体重开始下降,降幅为 0 ～ 5%。第 4 天,3% DSS 组小鼠体重下降为 10% ～ 20%;松果菊苷处理组小鼠体重开始下降,降幅为 5% ～ 10%。小鼠明显懒动,大便带血但成形。第 5 天,3% DSS 组小鼠体重下降为 20% 以上;松果菊苷处理组小鼠体重开始下降,降幅为 10% ～ 20%。3% DSS 组小鼠大便带血,不成形;松果菊苷处理组小鼠大便带血但仍然成形。第 6 天,两组小鼠体重均为下降,大便带血,不成形。第 7 天变化与第 6 天相同。小鼠活动不活跃。在 7 天饲喂 3% DSS 过程中,两组小鼠体重均为下降趋势,但是与 3% DSS 处理组相比,松果菊苷处理组小鼠体重降低趋势稍缓。第 8 天小鼠活动仍然不活跃。3% DSS 处理组有 2 只小鼠在第 8 天死亡。DSS 诱导溃疡性肠炎过程中,每天两组小鼠的体重都呈下降趋势,只是松果菊苷处理组小鼠体重减少幅度小于 DSS 处理组。

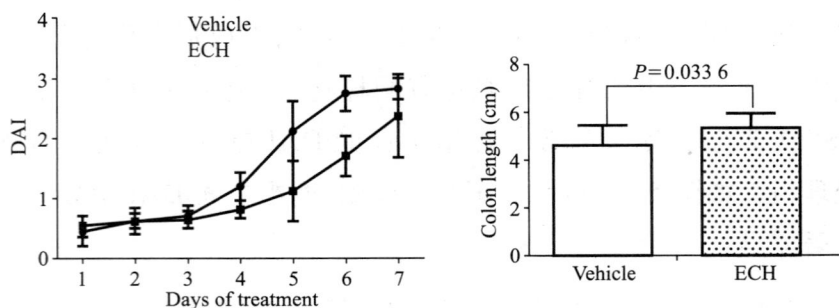

图 5-1　ECH 饲喂对小鼠日常活动指数的影响

注:比较饲喂组和 3% DSS 诱导组小鼠日常活动指数的差异,于实验结束后对组间大肠长度进行方差分析,数据取自连续 7 天记录的小鼠的活动指数,每组 8 只小鼠,用平均值 ± 标准误差表示。

　　在 DSS 诱导的溃疡性肠炎模型中,大肠缩短越严重,表明肠炎越严重。因此,实验最终量取大肠长度,两组之间大肠长度的 T 检验结果表明 3% DSS 处理组大肠长度显著低于松果菊苷处理组。松果菊苷处理组小鼠健康状况明显好于 DSS 处理组。

5.4.3 小鼠肠道切片的组织病理学

与之前的 DAI 指数变化一致,3% DSS 处理组小鼠从盲肠、近端结肠到远端结肠,肌层都有炎症发生。组织病理切片采用 H&E 染色,松果菊苷处理组小鼠的表皮损伤和炎性浸润均小(典型特征的组织切片见彩图 5-2)。其中 3% DSS 处理组结肠黏膜不完整,大部分腺体被破坏,杯状细胞缺失,腺体正常结构丧失,腺腔消失,炎症细胞浸润严重,主要发展到黏膜和黏膜下层;松果菊苷处理组小鼠结肠仍然有正常的黏膜结构,但也有杯状细胞减少和缺失,炎症浸润,主要发生在黏膜层。个别小鼠浸润发生严重。从整个大肠来看,远端结肠的损伤比近端结肠严重。表皮细胞损伤和炎性浸润的计分结果见图 5-3,组间细胞损伤的 T 检验的 P 值为 0.024 9,组间炎性浸润的 T 检验 P 值为 0.175 3,表明松果菊苷处理可显著缓解 DSS 对小鼠表皮细胞和炎性浸润的损伤。

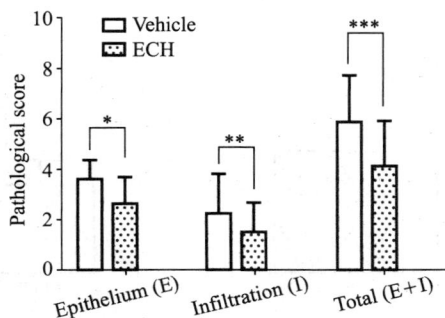

图 5-3 松果菊苷饲喂对肠炎模型小鼠的表皮损伤、炎性浸润的影响

5.4.4 小鼠脾重量和肠段培养中 NO 变化

称量两组小鼠脾脏重量。3% DSS 处理组小鼠脾脏重量为（0.133±0.030）g，松果菊苷处理组小鼠脾脏重量为（0.135±0.074）g，松果菊苷处理组小鼠脾脏重量高于 3% DSS 处理组，但是两组之间没有显著差异。

溃疡性肠病肌层中 NO 生成和 iNOS 表达会增强，在炎症发生中发挥作用。通过测定培养结肠肠段的细胞培养液中 NO 含量，发现 3% DSS 处理组的肠段培养液中 NO 含量为（12.046 67±2.003）μm，显著高于松果菊苷处理组（8.638±1.773）μm。T 检验的 P 值为 0.006，表明松果菊苷处理可显著降低 3% DSS 诱导溃疡性肠炎小鼠肠段培养物中 NO 含量。

5.4.5 小鼠肠道组织切片的免疫组化分析

髓过氧化物酶 MPO 是存在于中性粒细胞中的一种酶，在氧化应激反应中被激活，其活性高低反映了中性粒细胞浸润程度。在免疫组化切片中，MPO 表达阳性时表现为褐色或深棕色细胞核，所在部位即为浸润发生的范围。图 5-4 所示结果表明，3% DSS 处理小组 MPO 阳性细胞多于松果菊苷处理组，组间方差分

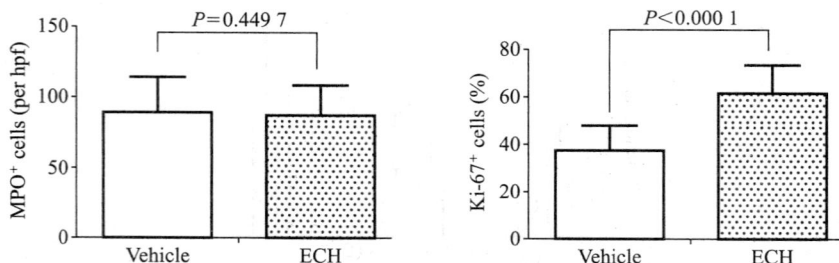

图 5-4 松果菊苷饲喂组与正常饮水对照组肠道组织中 MPO 表达的差异显著性检验及松果菊苷饲喂组与正常饮水对照组肠道组织中 Ki-67 表达的差异显著性检验

析没有显著差异，松果菊苷对急性溃疡性肠炎的炎性浸润没有显著影响。

Ki67 抗原简称为 Ki67 或 Ki-67，是一种与细胞密切相关的核抗原，存在于细胞周期的 G1 后期，S、G2 和 M 期，不存在于静止的 G0 期细胞。它是应用最为广泛的增殖细胞标记之一，用来判断细胞增殖活性以及细胞周期。在免疫组化切片中，Ki67 阳性的细胞核为褐色或深棕色，表明是正在增殖的细胞核，用 Ki67 阳性细胞核所占比例表征肠道组织的修复功能。典型的免疫组化切片见彩图 5-5。计数方法为每个切片随机选取 5 个视野，统计视野范围内 Ki67 阳性细胞核和阴性细胞核数目。结果表明松果菊苷处理组小鼠的 Ki67 阳性比例为 61.88%，高于 3% DSS 处理组（37.77%），T 检验的 P 值小于 0.05，表明松果菊苷处理可显著提高小鼠肌层中 Ki67 阳性细胞核比例，同时也表明松果菊苷处理可促进肌层表皮细胞的增殖，有利于肠道自我修复的进行。

5.4.6　小鼠肠道组织中 TGF-β1 的表达

细胞裂解液裂解取自 3% DSS 处理组和松果菊苷处理组小鼠的结肠段组织，检测 TGF-β1 蛋白表达的变化。Western Blot 结果（彩图 5-6）表明，松果菊苷处理组小鼠的 TGF-β1 表达要高于 3% DSS 处理组，松果菊苷通过上调组织中 TGF-β1 保护肠道组织结构，减少 3% DSS 对肠道结构的损伤，可能参与受损部位的修复。

5.4.7　松果菊苷促进刮痕后 MODE-K 细胞的修复

以 MODE-K 细胞建立细胞刮痕模型，检测添加松果菊苷后是否可以促进刮痕细胞的修复。松果菊苷处理 24 h 后，刮痕的距离明显缩短,见彩图 5-7。这表明在 24 h 内,松果菊苷处理可以明显促进细胞修复。

为了检测松果菊苷对 MODE-K 细胞刮痕的修复是否依赖于 TGF-β 途径,采用成功转染沉默 TGF-β 的细胞模型,通过检测松果菊苷处理后细胞刮痕的变化,判断 TGF-β 在刮痕修复中的作用;进一步揭示松果菊苷促进刮痕修复的途径。

彩图 5-8 的结果表明,松果菊苷对 MODE-K^{SCR} 细胞的刺激作用类似于松果菊苷对 MODE-K 细胞的刺激作用。在刮痕后 24 h,细胞修复移动距离为(174.09 ± 29.24)μm,30 h 后细胞移动距离为(206.59 ± 17.86)μm。不添加松果菊苷的细胞在刮痕 24 h 后移动距离为(92.32 ± 29.38)μm,30 h 后细胞移动距离为(120.79 ± 30.29)μm,添加松果菊苷和对照组的细胞移动距离有显著差异。在 MODE-K^{TGF} 细胞模型中,添加松果菊苷的细胞在刮痕 24 h 和 30 h 后的移动距离分别为(24.51 ± 19.53)μm 和(31.1 ± 30.22)μm,未添加松果菊苷的细胞在刮痕 24 h 和 30 h 的移动距离(24 h 为(40.0 ± 24.3)μm,30 h 为(52.7 ± 17.9)μm)中 P 值大于 0.05($p = 0.067\,3$,二维方差分析,$n = 3$),表明松果菊苷对 MODE-K^{TGF} 的修复能力丧失,松果菊苷对细胞的修复功能依赖于 TGF-β 的表达。这就有助于解释在用松果菊苷饲喂小鼠的实验中松果菊苷可以促进受损肠道分泌 TGF-β,并且也有助于促进表皮细胞的修复以及细胞的增殖。

5.5　小结与讨论

IBD 是一类慢性炎症性肠病,包含溃疡性肠炎和克罗恩疾病二种类型。通常认为溃疡性肠炎影响大肠或结肠的肌肉层,

DSS诱导的肠炎模型就属该类型,因此常用DSS诱导的肠炎动物模型研究人类的溃疡性肠炎。本章研究结果首次表明了松果菊苷在预防和治疗DSS诱导的肠炎模型小鼠过程中的有效作用。同时,实验表明口服松果菊苷可以明显地抑制肠炎的发展,这与松果菊苷可以减少肠道表皮细胞损伤,进而增加表皮细胞的增殖作用有关,而非基于抑制免疫细胞浸润的机理。结合体外细胞实验的结果分析可知,松果菊苷对溃疡性肠炎的治疗机理,可能与其能促进TGF-β1的表达有关,TGF-β1高表达加快了受损肠道组织的修复过程。

　　通过7天饲喂3% DSS建立小鼠急性溃疡性肠炎模型,同时设置饲喂在DSS水溶液中加入120 μg/mL松果菊苷为对照,结果表明松果菊苷处理组小鼠体重降低的幅度比3% DSS处理组小,而且降低的趋势也比较慢。结合小鼠日常活动的活跃程度以及大便形态的观察,发现松果菊苷处理组小鼠较3% DSS处理组小鼠活跃,第5天时,3% DSS处理组小鼠出现带血不成形大便,而松果菊苷处理组是带血成形大便,表明松果菊苷可以缓解急性溃疡性肠炎症状。实验结束后量取并比较结肠长度发现,与3% DSS处理组小鼠结肠长度相比,松果菊苷处理组结肠长度要大于3% DSS处理组。通常DSS导致的溃疡性肠炎越严重,结肠长度越短,进一步表明了松果菊苷对DSS诱导急性溃疡性肠炎的缓解效果。比较两组小鼠的DAI指数,发现该指数越高,表明溃疡性肠炎越严重。从第5天起,松果菊苷处理组小鼠的DAI指数显著低于3% DSS处理组,表明松果菊苷处理在小鼠体重降低趋势、大便形态以及隐潜血方面均有影响。

　　经过7天饲喂DSS溶液,诱导小鼠肠道内过量的氧化应激反应,致使小鼠肠道受损,从而形成溃疡性肠炎。实验结束后,取小鼠结肠段并用低血清细胞培养液培养,用于测定受损肌层的 NO 产量。结果表明,与 3% DSS 处理组相比,松果菊苷处理可以显著降低小鼠结肠中 NO 产量。适量的 NO 可消除肠道中氧自由基,抑制脂质过氧化,清除肠道中倾入的微生物,起到肠道的保护作用。NO 生成过多时,会产生毒性,与氧自由基协同破坏肠黏膜的完整性。另一方面,过多的 NO 生成,会破坏肠道细胞的呼吸功能,加速细胞凋亡,使肠黏膜上皮细胞结构连续性中断。因此,细菌等病原微生物更容易入侵。实验发现,松果菊苷处理组小鼠肠道中 NO 产量较低,因此在 DSS 处理中肠道结构破坏较少。这可能与松果菊苷直接可以清除氧自由基,或者清除了 iNOS 合成的 NO 有关。

DSS 诱导小鼠溃疡性肠炎,属于化学诱变类型,模型小鼠肠炎的发生可能与 DSS 影响 DNA 合成、抑制上皮细胞增生、破坏肠黏膜屏障、导致巨噬细胞功能障碍以及肠道菌群失调等多方面有关系。通过对组织切片的病理学分析,与 3% DSS 处理组相比,发现松果菊苷处理对表皮结构的破坏较少,松果菊苷处理组的组织切片中可见到黏膜层、肠道腺窝以及杯状细胞,仍能保持肠道的组织结构,而在 3% DSS 处理组中,大面积的腺窝消失并发肌层增厚。DSS 对肠道的损伤严重。从炎性细胞浸润来看,两组小鼠均发生严重的细胞浸润。松果菊苷处理组形成的淋巴小囊面积较小,对炎性细胞浸润有所缓解,但和 3% DSS 处理相比,并无显著差异。该结果与 Hausmann and Obermeier et al. (2007)报道结果类似。Hausmann 在实验中选用麦角甾醇(一种苯乙醇苷类物质)处理 DSS 诱导的急性溃疡性肠炎动物模型,有类似的结果。而在慢性肠炎中,麦角甾醇处理组对炎性细胞浸润有了显著改善。因此,推测松果菊苷可能对慢性肠炎模型的炎性细胞浸润影响较大。松果菊苷可能通过保护完整的肠道结构、维持肠道的正常生理功能减少 DSS 对肠道的破坏。而对炎性浸润,肠腔中巨噬细胞、淋巴细胞等均参与了免疫反应。

通过标记 Ki67,发现松果菊苷处理组有较多的 Ki67 阳性细胞,表明松果菊苷促进表皮细胞的增殖,这也是在松果菊苷处理组小鼠的组织切片中可见到较为完整肠道结构的原因。进一步检测肠道组织中 TGF-β1 蛋白的表达,发现松果菊苷处理组小鼠有较高的 TGF-β1 表达。在正常的组织结构中,TGF-β1 可以促进表皮细胞增殖,减少凋亡,对于正常组织的损伤和修复有重要的调节作用。因此,我们认为松果菊苷可能通过促进表皮细胞 TGF-β1 的生成的途径,保护肠道组织结构,减少 DSS 对肠道的损伤。

采用 MODE-K 细胞建立刮痕实验模型,发现添加松果菊苷可以促进刮痕的修复;用沉默 TGF-β1 的细胞作为对照,发现当 TGF-β1 的表达受阻时,松果菊苷对细胞刮痕的修复没有影响,表明松果菊苷可能通过促进 TGF-β1 的方式,促进细胞的增殖生长以及细胞刮痕的修复。

另外,在 3% DSS 诱导的急性溃疡性肠炎中,未发现小鼠脾脏的显著变化。与组织切片的病理学分析中炎性浸润的结果类似,松果菊苷并未影响到免疫系统。

炎症性肠病的特征之一为肠道表皮细胞的破坏。正常情况下,肠道表皮细胞更新修复是一个复杂但平衡的过程,包括位于腺窝基部的肠道干细胞的分化、增殖并沿着腺窝-绒毛移动。最终,肠道表皮细胞开始凋亡。在炎症性肠病患者的炎症肌层部位,这一更新-修复-更替的过程紊乱并遭到破坏,表现为增生、杯状细胞缺失,凋亡细胞增加。更加严重的炎症情况即为整个表皮层遭到破坏,发生溃疡、异常增生,甚至发生癌变。由此可见表皮细胞发挥的屏障作用以及由此而维持的肠道稳态在预防炎症性肠病中的重要意义。

第六章

总结和展望

6.1　本书主要研究结论

肉苁蓉水提取物可以减少 TGF-$\beta1^{+/-}$Rag2$^{-/-}$ 易患癌小鼠肠道中与免疫相关的异常增生的发生,同时可减少肠道中幽门螺杆菌的感染,对肠道腺瘤和肿瘤的发生没有影响;可以促进小鼠脾脏的增大,在不改变脾细胞中 NK 细胞和巨噬细胞比例的情况下,增加 NK 细胞和巨噬细胞的数目;该提取物可以激活小鼠脾细胞,在脾细胞与肿瘤细胞混合培养的体外模型中,表现为显著增强小鼠脾细胞的细胞毒性。

肉苁蓉水提取物可以激活小鼠巨噬细胞系 RAW264.7,上调该细胞的 iNOS 表达,并促进 NO 的生成。这可能是肉苁蓉水提取物在小鼠体内发挥减少幽门螺杆菌感染的机理之一。

肉苁蓉水提取物是多糖、苯乙醇苷类以及蛋白的混合物,通过分别验证多糖和松果菊苷对 MODE-K 细胞的敏感性,确认松果菊苷是促进 MODE-K 细胞系增殖的活性物质;松果菊苷处理可以减少 MODE-K 细胞的自然凋亡,并且分别对 H_2O_2、细胞因子 TNF-α 和 IFN-γ 联合诱导的细胞凋亡有明显的保护作用;进一步实验表明松果菊苷可以促进 MODE-K 细胞 TGF-β1 的分泌,促进细胞水平 TGF-β1 表达的增强,促进 TGF-β1 信使 RNA 表达增强;通过补充抗 TGF-β1 抗体,转染 sh-TGF-β1 的方式确认 TGF-β1 是松果菊苷发挥促进细胞生长、保护细胞免于凋亡的重要途径。

利用 3% DSS 诱导小鼠急性溃疡性肠炎模型,验证松果菊苷对该模型肠道组织的保护作用,表明松果菊苷处理可以减缓溃疡性肠炎的进程,减轻小鼠大便不成形以及大便中带血的症状;减少肠道中 NO 的生成,保护肠道组织结构;增加肠道分裂增殖的表皮细胞数目,在进一步维护肠道稳态中发挥重要作用;松果菊苷处理组小鼠肠道组织中 TGF-β1 的表达高于 DSS 处理组。

利用 MODE-K 细胞建立刮痕实验模型,通过比较添加松果菊苷后细胞刮痕的变化判断松果菊苷对细胞损伤的修复,结果表明添加松果菊苷可以显著促进细胞刮痕的修复;采用沉默 TGF-β1 表达的细胞为对照模型,添加松果菊苷后细胞刮痕的修复没有变化,表明松果菊苷通过促进 TGF-β1 表达的方式,促进细胞增殖生长,进而加快细胞刮痕的修复。

松果菊苷促进表皮细胞增殖,加快受损表皮细胞修复的实验结果表明松果菊苷对表皮细胞生长、增殖和凋亡等过程有调控作用,并且依赖于 TGF-β1。以上实验结果表明松果菊苷对肠道表皮细胞具有保护作用,对细胞修复也有影响。这将为开发松果菊苷用于肠道保护、炎症性肠病以及与炎症相关的肠癌的治疗提供重要依据。

6.2　进一步的工作展望

炎症性肠病和大肠癌是由环境、遗传和免疫三类因素的诱导变化而引起的复杂疾病,目前呈现增长的趋势。临床使用类固醇类非甾体药物以及化疗等方法。治疗周期较长,容易扩散和转移,患者预后较差。在综述炎症性肠病和肠癌发生之间关系的过程中,人们认识到可以通过保护肠道黏膜的表层结构和肠道稳态,进而减少炎症性肠病的发生;通过消除和减缓炎症性肠病的发生,可以在一定程度上减少患癌的风险和概率。因此,可以进一步开发利用肉苁蓉作为炎症性肠病的预防和治疗药物。肉苁蓉是传统中药,常以保健的配方出现。本书首次发现了肉苁蓉对炎症性肠病及与炎症相关的癌症的治疗作用,并且通过分离纯化的方法,确认松果菊苷是主要活性成分。松果菊苷在 DSS 诱导的急性溃疡性肠炎模型中通过减少表皮损伤以及促进损伤细胞和组织修复的方式,缓解对肠道表皮的损伤,并且能加快受损部位的及时修复。本书为肠炎的治疗、肠癌的预防和治疗提供了新思路。

参考文献

[1] Atreya R., Mudter J., Finotto S., et al. Blockade of inter-
leukin 6 trans-signaling suppresses T-cell resistance against
apoptosis in chronic intestinal inflammation: evidence in crohn
disease and experimental colitis in vivo[J]. *Nature Medicine*,
2000, 6 (5): 583-588.

[2] Balkwill F. TNF-alpha in promotion and progression of can-
cer[J]. *Cancer & Metastasis Reviews*, 2006, 25 (3): 409-
416.

[3] Balkwill F. Tumour necrosis factor and cancer[J]. *Progress in
Growth Factor Research*, 2009, 9 (5): 361-371.

[4] Balkwill F. & Mantovani A. Inflammation and cancer: back to
Virchow?[J]. *Lancet*, 2001, 357 (9255): 539-545.

[5] Bauer R. & Foster S. Analysis of alkamides and caffeic acid
derivatives from Echinacea simulata and E. paradoxa roots[J].
Planta Medica, 1991, 57 (05): 447-449.

[6] Becker C., Fantini M. C., Schramm C., et al. TGF-beta sup-
presses tumor progression in colon cancer by inhibition of
IL-6 trans-signaling[J]. *Immunity*, 2004, 21 (4): 491-501.

[7] Becker C., Fantini M. C. & Neurath M. F. TGF-beta as a T cell

regulator in colitis and colon cancer[J]. *Cytokine & Growth Factor Reviews*, 2006, 17 (1-2): 97-106.

[8] Berg D. J., Davidson N., Kühn R., et al. Enterocolitis and colon cancer in interleukin-10-deficient mice are associated with aberrant cytokine production and CD4 (+) TH1-like responses[J]. *Journal of Clinical Investigation*, 1996, 98 (4): 1010-1020.

[9] Bernstein C. N., Blanchard J. F., Kliewer E., et al. Cancer risk in patients with inflammatory bowel disease: a population-based study[J]. *Gastroenterology Clinics of North America*, 2001, 91 (4): 854-862.

[10] Bhan A. K., Mizoguchi E., Smith R. N., et al. Colitis in transgenic and knockout animals as models of human inflammatory bowel disease[J]. *Immunological Reviews*, 1999, 169 (1): 195-207.

[11] Bhan A. K., Mizoguchi E., Smith R. N., et al. Spontaneous chronic colitis in TCR alpha-mutant mice: an experimental model of human ulcerative colitis[J]. *International Reviews of Immunology*, 2000, 19 (1): 123-138.

[12] Chao A., Thun M. J., Connell C. J., et al. Meat consumption and risk of colorectal cancer[J]. *JAMA*, 2005, 293 (2): 172.

[13] Chung Y. C. & Chang Y. F. Serum interleukin-6 levels reflect the disease status of colorectal cancer[J]. *Journal of Surgical Oncology*, 2003, 83 (4): 222-226.

[14] Coussens L. M. & Werb Z. Inflammation and cancer[J]. *Nature*, 2002, 420 (6917): 860-867.

[15] Cunningham D., Atkin W., Lenz H. J., et al. Colorectal cancer[J]. *Lancet*, 2010, 375 (9719): 1030-1047.

[16] Danese S., Mantovani A. Inflammatory bowel disease and intestinal cancer: a paradigm of the Yin/Yang interplay between inflammation and cancer[J]. *Oncogene*, 2010, 29 (23): 3313-3323.

[17] Deng L., Zhou J. F., Sellers R. S., et al. A novel mouse model of inflammatory bowel disease links mammalian target of rapamycin-dependent hyperproliferation of colonic epithelium to inflammation-associated tumorigenesis[J]. *American Journal of Pathology*, 2010, 176 (2): 952-967.

[18] Deng M., Zhao J. Y., Tu P. F., et al. Echinacoside rescues the SHSY5Y neuronal cells from TNFalpha-induced apoptosis[J]. *Chinese Pharmacological Bulletin*, 2005, 505 (3): 11-18.

[19] Diebold R. J., Eis M. J., Yin M., et al. Early-onset multifocal inflammation in the transforming growth factor beta 1-null mouse is lymphocyte mediated[J]. *Proceedings of the National Academy of Sciences of the United States of America*, 1995, 92 (26): 12215-12219.

[20] Dong Q., Yao J., Fang J. N., et al. Structural characterization and immunological activity of two cold-water extractable polysaccharides from Cistanche deserticola, Y. C. Ma[J]. *Carbohydrate Research*, 2007, 342 (10): 1343-1349.

[21] Eaden J. A., Abrams K. R., Mayberry J. F. The risk of col-

orectal cancer in ulcerative colitis: a meta-analysis[J]. *Gut*, 2001, 48 (4): 526-535.

[22] Engle S. J., Ormsby I., Pawlowski S., et al. Elimination of colon cancer in germ-free transforming growth factor beta 1-deficient mice[J]. *Cancer Research*, 2002, 62 (22): 6362-6366.

[23] Engle S. J., Hoying J. B., Boivin G. P., et al. Transforming growth factor β1 suppresses nonmetastatic colon cancer at an early stage of tumorigenesis[J]. *Cancer Research*, 1999, 59 (14): 3379-3386.

[24] Farmer R. G., Michener W. M., Mortimer E. A. Studies of family history among patients with inflammatory bowel disease[J]. *Clinics in Gastroenterology*, 1980, 9 (2): 271-278.

[25] Fearon E. R. & Vogelstein B. A genetic model for colorectal tumorigenesis[J]. *Cell*, 1990, 61 (5): 759-767.

[26] Ferlay J., Shin H. R., Bray F., et al. Estimates of worldwide burden of cancer in 2008: GLOBOCAN 2008[J]. *International Journal of Cancer*, 2010, 127 (12): 2893-2917.

[27] Fiocchi C. Inflammatory bowel disease: etiology and pathogenesis[J]. *Gastroenterology*, 1998, 115 (1): 182-205.

[28] Fukata M., Chen A., Vamadevan A. S., et al. Toll-like receptor-4 promotes the development of colitis-associated colorectal tumors[J]. *Gastroenterology*, 2007, 133 (6): 1869-1869.

[29] Garrett W. S., Punit S., Gallini C. A., et al. Colitis-associat-

ed colorectal cancer driven by T-bet deficiency in dendritic cells[J]. *Cancer Cell*, 2009, 16 (3) : 208-219.

[30] Geng X., Song L., Pu X., et al. Neuroprotective effects of phenylethanoid glycosides from Cistanches salsa against 1-methyl-4-phenyl-1, 2, 3, 6-tetrahydropyridine (MPTP)-induced dopaminergic toxicity in C57 mice[J]. *Biological & Pharmaceutical Bulletin*, 2004, 27 (6) : 797-801.

[31] Glocker E. O., Kotlarz D., Boztug K., et al. Inflammatory bowel disease and mutations affecting the interleukin-10 receptor[J]. *New England Journal of Medicine*, 2009, 361 (21) : 2033-2045.

[32] Greten F. R., Eckmann L., Greten T. F., et al. IKKbeta links inflammation and tumorigenesis in a mouse model of colitis-associated cancer[J]. *Cell*, 2004, 118 (3) : 285-296.

[33] Hamouda H. E., Zakaria S. S., Ismail S. A., et al. P53 antibodies, metallothioneins, and oxidative stress markers in chronic ulcerative colitis with dysplasia[J]. *World Journal of Gastroenterology*, 2011, 17 (19) : 2417-2423.

[34] Hausmann M., Obermeier F., Paper D. H., et al. In vivo treatment with the herbal phenylethanoid acteoside ameliorates intestinal inflammation in dextran sulphate sodium-induced colitis[J]. *Clinical & Experimental Immunology*, 2007, 148 (2) : 373-381.

[35] Herschman H. R., Xie W., Reddy S. Inflammation, reproduction, cancer and all that.... The regulation and role of

the inducible prostaglandin synthase[J]. *Bioessays News & Reviews in Molecular Cellular & Developmental Biology*, 1995, 17（12）: 1031-1037.

[36] Hoebe K., Janssen E. & Beutler B. The interface between innate and adaptive immunity[J]. *Nature Immunology*, 2004, 5（10）: 971-974.

[37] Hollingsworth M. A. & Swanson B. J. Mucins in cancer: protection and control of the cell surface[J]. *Nature Reviews Cancer*, 2004, 4（1）: 45-60.

[38] Hou J. K., Abraham B. & El-Serag H. Dietary intake and risk of developing inflammatory bowel disease: a systematic review of the literature[J]. *American Journal of Gastroenterology*, 2011, 106（4）: 563-573.

[39] Hsu W., Zhang W., Tsuneyama K., et al. Differential mechanisms in the pathogenesis of autoimmune cholangitis versus inflammatory bowel disease in interleukin-2R$\alpha^{-/-}$, mice [J]. *Hepatology*, 2009, 49（1）: 133-140.

[40] Huang B., Zhao J., Li H., et al. Toll-like receptors on tumor cells facilitate evasion of immune surveillance[J]. *Cancer Research*, 2005, 65（12）: 5009-5014.

[41] Iwamoto M., Koji T., Makiyama K., et al. Apoptosis of crypt epithelial cells in ulcerative colitis[J]. *Journal of Pathology*, 1996, 180（2）: 152-159.

[42] Jemal A., Siegel R., Xu J., et al. Cancer statistics, 2010[J]. *Cancer Journal for Clinicians*, 2010, 62（1）: 10-29.

[43] Jiang Y. & Tu P. F. Analysis of chemical constituents in Cistanche, species[J]. *Journal of Chromatography*, 2009, 1216 (11): 1970-1979.

[44] Jin X., Wang J., Xia Z. M., et al. Anti-inflammatory and anti-oxidative activities of paeonol and its metabolites through blocking MAPK/ERK/p38 signaling pathway[J]. *Inflammation*, 2016, 39 (1): 1-13.

[45] Jones S. A. Directing transition from innate to acquired immunity: defining a role for IL-6[J]. *Journal of Immunology*, 2005, 175 (6): 3463-3468.

[46] Inwha K., Seungjae M., Miyoung D., et al. Western-style diets induce macrophage infiltration and contribute to colitis-associated carcinogenesis [J]. *Journal of Gastroenterology & Hepatology*, 2010, 25 (11): 1785-1794.

[47] Kuang R., Sun Y., Yuan W., et al. Protective effects of echinacoside, one of the phenylethanoid glycosides, on H(2) O (2) -induced cytotoxicity in PC12 cells[J]. *Planta Medica*, 2009, 75 (14): 1499-1504.

[48] Kubota T. Metastatic models of human cancer xenografted in the nude mouse: the importance of orthotopic transplantation[J]. *Journal of Cellular Biochemistry*, 1994, 56 (1): 4-8.

[49] Kühn R., Löhler J., Rennick D., et al. Interleukin-10-deficient mice develop chronic enterocolitis[J]. *Cell*, 1993, 75 (2): 263-274.

[50] Kulkarni A. B., Ward J. M., Yaswen L., et al. Transforming growth factor-beta 1 null mice. An animal model for inflammatory disorders[J]. *American Journal of Pathology*, 1995, 146（1）: 264-275.

[51] Kumar G. K., Dhamotharan R., Kulkarni N. M., et al. Embelin ameliorates dextran sodium sulfate-induced colitis in mice[J]. *International Immunopharmacology*, 2011, 11（6）: 724-731.

[52] Lakatos P. L., Lakatos L. Risk for colorectal cancer in ulcerative colitis: Changes, causes and management strategies[J]. *World Journal of Gastroenterology*, 2008, 14（25）: 3937-3947.

[53] Li Y., De H. C., Chen M., et al. Disease-related expression of the IL6/STAT3/SOCS3 signalling pathway in ulcerative colitis and ulcerative colitis-related carcinogenesis[J]. *Gut*, 2010, 59（2）: 227-235.

[54] Liu X. H., Kirschenbaum A., Yao S., et al. Upregulation of vascular endothelial growth factor by cobalt chloride-simulated hypoxia is mediated by persistent induction of cyclooxygenase-2 in a metastatic human prostate cancer cell line[J]. *Clinical & Experimental Metastasis*, 1999, 17（8）: 687-694.

[55] Mangan P. R., Harrington L. E., O'Quinn D. B., et al. Transforming growth factor-beta induces development of the T（H）17 lineage[J]. *Nature*, 2006, 441（7090）: 231-234.

[56]   Mantovani A. Cancer: Inflaming metastasis[J]. *Nature*,
        2009, 457 (7225): 36-37.

[57]   Marteau P. & Chaput U. Bacteria as trigger for chronic gas-
        trointestinal disorders[J]. *Digestive Diseases*, 2011, 29 (2):
        166-171.

[58]   Masferrer J. L., Leahy K. M., Koki A. T., et al. Antiangio-
        genic and antitumor activities of cyclooxygenase-2 inhibi-
        tors[J]. *Cancer Research*, 2000, 60 (5): 1306-1311.

[59]   Masuda H., Nakamura Y., Tanaka T., et al. Distinct relation-
        ship between HLA-DR genes and intractability of ulcerative
        colitis[J]. *American Journal of Gastroenterology*, 1994, 89
        (11): 1957-1962.

[60]   Mcloughlin R. M., Witowski J., Robson R. L., et al. In-
        terplay between IFN-gamma and IL-6 signaling governs
        neutrophil trafficking and apoptosis during acute inflamma-
        tion[J]. *Journal of Clinical Investigation*, 2003, 112 (4):
        598-607.

[61]   Moore R. J., Owens D. M., Stamp G., et al. Mice deficient
        in tumor necrosis factor-alpha are resistant to skin carcino-
        genesis[J]. *Nature Medicine*, 1999, 5 (7): 828-831.

[62]   Neri S., Mariani E., Meneghetti A., et al. Calcein-acet-
        yoxymethyl cytotoxicity assay: standardization of a method
        allowing additional analyses on recovered effector cells and
        supernatants[J]. *Clinical & Diagnostic Laboratory Immu-
        nology*, 2001, 8 (6): 1131-1135.

[63] Neufert C., Becker C. & Neurath M. F. An inducible mouse model of colon carcinogenesis for the analysis of sporadic and inflammation-driven tumor progression[J]. *Nature Protocols*, 2007, 2 (8): 1998-2004.

[64] Noach L. A., Bosma N. B., Jansen J., et al. Mucosal tumor necrosis factor-alpha, interleukin-1 beta, and interleukin-8 production in patients with Helicobacter pylori infection[J]. *Scandinavian Journal of Gastroenterology*, 1994, 29 (5): 425-429.

[65] Noguchi M., Hiwatashi N., Liu Z., et al. Secretion imbalance between tumour necrosis factor and its inhibitor in inflammatory bowel disease[J]. *Gut*, 1998, 43 (2): 203-209.

[66] Parsonnet J., Friedman G. D., Vandersteen D. P., et al. Helicobacter pylori infection and the risk of gastric carcinoma[J]. *New England Journal of Medicine*, 1991, 325 (16): 1127-1131.

[67] Pellati F., Benvenuti S., Magro L., et al. Analysis of phenolic compounds and radical scavenging activity of Echinacea spp[J]. *Journal of Pharmaceutical & Biomedical Analysis*, 2004, 35 (2): 289-301.

[68] Peng Y., Laouar Y., Ming O. L., et al. TGF-beta regulates in vivo expansion of Foxp3-expressing CD4+CD25+ regulatory T cells responsible for protection against diabetes[J]. *Proceedings of the National Academy of Sciences of the United States of America*, 2004, 101 (13): 4572-4577.

[69] Perry N. B., And E. J. B. & Glennie V. L. Echinacea stan-
dardization: analytical methods for phenolic compounds and
typical levels in medicinal species[J]. *Journal of Agricultur-
al & Food Chemistry*, 2001, 49(4): 1702-1706.

[70] Pikarsky E., Porat R. M., Stein I., et al. NF-kappaB func-
tions as a tumour promoter in inflammation-associated can-
cer[J]. *Nature*, 2004, 431(7007): 461-466.

[71] Popivanova B. K., Kitamura K., Wu Y., et al. Blocking
TNF-alpha in mice reduces colorectal carcinogenesis asso-
ciated with chronic colitis[J]. *Journal of Clinical Investiga-
tion*, 2008, 118(2): 560-570.

[72] Pu X., Song Z., Li Y., et al. Acteoside from cistanche salsa
inhibits apoptosis by 1-methyl-4-phenylpyridinium ion in
cerebellar granule neurons[J]. *Planta Medica*, 2003, 69(1):
65-66.

[73] Pullan R. D. Colonic mucus, smoking and ulcerative
colitis[J]. *Annals of the Royal College of Surgeons of En-
gland*, 1996, 78(2): 85-91.

[74] Rahimi R. A., Leof E. B. TGF-beta signaling: a tale of two
responses[J]. *Journal of Cellular Biochemistry*, 2007, 102
(3): 593-608.

[75] Rakoffnahoum S. & Medzhitov R. Regulation of sponta-
neous intestinal tumorigenesis through the adaptor protein
MyD88[J]. *Science*, 2007, 317(5834): 124-127.

[76] Rudolph U., Finegold M. J., Rich S. S., et al. Ulcerative

colitis and adenocarcinoma of the colon in G alpha i2-deficient mice[J]. *Nature Genetics*, 1995, 10 (2) : 143-150.

[77] Sadlack B., Merz H., Schorle H., et al. Ulcerative colitis-like disease in mice with a disrupted interleukin-2 gene[J]. *Cell*, 1993, 75 (2) : 253-261.

[78] Salim S. Y., Söderholm J. D. Importance of disrupted intestinal barrier in inflammatory bowel diseases[J]. *Inflammatory Bowel Diseases*, 2011, 17 (1) : 362-381.

[79] Scheinin T., Butler D. M., Salway F., et al. Validation of the interleukin-10 knockout mouse model of colitis: antitumour necrosis factor-antibodies suppress the progression of colitis[J]. *Clinical & Experimental Immunology*, 2003, 133 (1) : 38-43.

[80] Shames B., Fox J. G., Dewhirst F., et al. Identification of widespread Helicobacter hepaticus infection in feces in commercial mouse colonies by culture and PCR assay[J]. *Journal of Clinical Microbiology*, 1995, 33 (11) : 2968-2972.

[81] Sinicrope F. A., Penington R. C. & Tang X. M. Tumor necrosis factor-related apoptosis-inducing ligand-induced apoptosis is inhibited by Bcl-2 but restored by the small molecule Bcl-2 inhibitor, HA 14-1, in human colon cancer cells[J]. *Clinical Cancer Research*, 2004, 10 (24) : 8284-8292.

[82] Sivakumar P. V., Westrich G. M., Kanaly S., et al. Interleukin 18 is a primary mediator of the inflammation associated with dextran sulphate sodium induced colitis: blocking in-

terleukin 18 attenuates intestinal damage[J]. *Gut*, 2002, 50
(6): 812-820.

[83] Sottero B., Rossin D., Poli G., et al. Lipid oxidation prod-
ucts in the pathogenesis of inflammation-related gut diseases
[J]. *Current Medicinal Chemistry*, 2018, 25 (11): 1311-
1326.

[84] Strate L. L., Syngal S. Hereditary colorectal cancer syn-
dromes[J]. *Seminars in Oncology*, 2005, 16 (3): 201-213.

[85] Szlosarek P. W., Balkwill F. R. Tumour necrosis factor al-
pha: a potential target for the therapy of solid tumours[J].
Lancet Oncology, 2003, 4 (9): 565-573.

[86] Tamboli C. P., Neut C., Desreumaux P., et al. Dysbiosis in
inflammatory bowel disease[J]. *Gut*, 2004, 53 (1): 1-4.

[87] Terzić J., Grivennikov S., Karin E., et al. Inflammation and
colon cancer[J]. *Gastroenterology*, 2010, 138 (6): 2101-
2114.

[88] Toyoda H., Wang S. J., Yang H. Y., et al. Distinct associ-
ations of HLA class II genes with inflammatory bowel dis-
ease[J]. *Gastroenterology*, 1993, 104 (3): 741-748.

[89] Trier J. S. Mucosal flora in inflammatory bowel disease:
Intraepithelial bacteria or endocrine epithelial cell secretory
granules?[J]. *Gastroenterology*, 2002, 123 (3): 955; author
reply 956.

[90] Trobonjaca Z., Leithäuser F., Möller P., et al. MHC-II-In-
dependent CD4+ T Cells Induce Colitis in Immuno deficient

RAG$^{-/-}$ Hosts[J]. *Journal of Immunology*, 2001, 166（6）: 3804-3812.

[91] Uefuji K., Ichikura T., Shinomiya N., et al. Induction of apoptosis by JTE-522, a specific cyclooxygenase-2 inhibitor, in human gastric cancer cell lines[J]. *Anticancer Research*, 2000, 20（6B）: 4279-4284.

[92] Von Roon A. C., Reese G., Teare J., et al. The risk of cancer in patients with Crohn's disease[J]. *Diseases of the Colon & Rectum*, 2007, 50（6）: 839-855.

[93] Wu X. M. & Tu P. F. Isolation and characterization of α-（1→6）-glucans from Cistanche deserticola[J]. *Journal of Asian Natural Products Research*, 2005, 7（6）: 823-828.

[94] Wu X. M., Gao X. M., Tsim K. W., et al. An arabinogalactan isolated from the stems of Cistanche deserticola induces the proliferation of cultured lymphocytes[J]. *International Journal of Biological Macromolecules*, 2005, 37（5）: 278-282.

[95] Xiong Q., Kadota S., Tani T., et al. Antioxidative effects of phenylethanoids from Cistanche deserticola[J]. *Biological & Pharmaceutical Bulletin*, 1996, 19（12）: 1580-1585.

[96] Yaswen L., Kulkarni A. B., Fredrickson T., et al. Autoimmune manifestations in the transforming growth factor-beta 1 knockout mouse[J]. *Blood*, 1996, 87（4）: 1439-1445.

[97] Zijlstra F. J. Smoking and nicotine in inflammatory bowel disease: good or bad for cytokines?[J]. *Mediators of Inflammation*, 1998, 7（3）: 153-155.

[98] Zhang Y. H., Wang L. C., Tu P.F., et al. Macrophage acti-vation by low molecular weight saccharides from Cistanche deserticola [J]. *China Journal of Chinese Materia Medica*, 2017, 9 (21): 4207-4210.

[99] 邓敏, 赵金垣, 屠鹏飞, 等. 松果菊苷对 TNF-α 诱导的 SH-SY5Y 细胞凋亡的保护作用 [J]. 中国药理学通报, 2005, 21 (2): 169-174.

[100] 高福禄, 牛嗣云, 庞小静, 等. TGF-β1 对胎儿晶状体上皮细胞增殖的作用 [J]. 眼科新进展, 2002, 22 (5): 328-330.

[101] 郭雁冰. 中医药抗溃疡性结肠炎复发的研究 [D]. 北京: 北京中医药大学, 2006.

[102] 哈俊, 赵丽, 郭青龙. 中药抗炎作用和结肠癌的关系 [J]. 江西中医药, 2011, 42 (2): 50-52.

[103] 回瑞华, 侯冬岩, 李铁纯, 等. 肉苁蓉挥发性化学成分分析 [J]. 分析化学, 2003, 31 (5): 601-603.

[104] 何伟, 宗桂珍, 武桂兰, 等. 肉苁蓉中雄性激素样作用活性成分的初探 [J]. 中国中药杂志, 1996, 21 (9): 564-565.

[105] 何文君, 方泰惠, 屠鹏飞. 松果菊苷的药理研究进展 [J]. 中国中药杂志, 2009, 34 (4): 476-479.

[106] 蒋晓燕, 王晓雯, 商小英. 肉苁蓉总苷对~(60) Coγ 射线照射小鼠脾损伤的影响 [J]. 新疆医科大学学报, 2001, 24 (4): 297-299.

[107] 景富春, 陈虹. 肉苁蓉的神经保护作用研究进展 [J]. 时珍国医国药, 2006, 17 (10): 1878-1879.

[108] 匡荣.苁蓉总苷和松果菊苷对体内外氧化应激阿尔茨海默病模型的作用及机理研究[D].杭州:浙江大学,2009.

[109] 雷厉,宋志宏,屠鹏飞,等.反相高效液相色谱法制备松果菊苷标准品[J].色谱,2001,19(3):200-202.

[110] 李忌,郑耘,郑荣梁,等.苯丙素甙化合物的抗肿瘤活性[J].中国药学杂志,1995,30(5):269-271.

[111] 李宇华,王志鹏,王庆伟,等.黏液在正常消化道组织和炎症性肠病及结肠癌中的作用[J].国际消化病杂志,2006,26(6):372-374.

[112] 李媛,宋媛媛,张洪泉.松果菊苷对衰老小鼠免疫功能和线粒体 DNA 相对含量的影响[J].中国药理学通报,2010,26(6):810-813.

[113] 马熙中,徐道庄,邵永林.超临界流体色谱中溶质的保留行为[J].分析测试学报,1991,10(1):21-26.

[114] 马慧,尹若熙,郭敏,等.肉苁蓉多糖对 D- 半乳糖致衰老模型小鼠 CREB 表达的影响[J].中国实验方剂学杂志,2014(20):137-141.

[115] 毛新民,王晓雯,李琳琳,等.肉苁蓉总苷对大鼠心肌缺血的保护作用[J].中草药,1999(2):118-120.

[116] 苗鑫,张弘,布仁,等.UPLC/Q Exactive MS 检测肉苁蓉多糖促 PC12 细胞释放神经递质的方法研究[J].药物分析杂志,2017,39(9):1667-1674.

[117] 欧阳钦.炎症性肠病的病因和发病机制[J].临床内科杂志,2003,19(5):448-449.

[118] 蒲小平,李晓蓉,李慧浓,等.肉苁蓉成分 campneoside Ⅱ

对神经毒素 MPP+ 诱发细胞凋亡的保护作用 [J]. 北京大学学报（医学版）医学版，2001,33（3）:217-220.

[119] 朴景华，宋志宏. 类叶升麻苷对东莨菪碱所致记忆获得性障碍的改善作用 [J]. 中国药理学通报,2001,17（6）:625-627.

[120] 盛惟，王玫. 肉苁蓉化学成分及药理研究概况 [J]. 内蒙古中医药,1998（S1）:135-136.

[121] 石惠芳，林安平. 肉苁蓉多糖对大黄脾虚模型大鼠的影响 [J]. 中国野生植物资源,2000,26（6）:49-51.

[122] 宋立人. 现代中药学大辞典 [M]. 北京:人民卫生出版社,2001.

[123] 屠鹏飞，楼之岑，李顺成，等. 肉苁蓉类润肠通便药效比较 [J]. 天然产物研究与开发,1999,11（1）:48-51.

[124] 陶义存，李建英，许永华，等. 肉苁蓉苯乙醇苷对大鼠高原肺水肿的防治作用 [J]. 中南药学,2014,20（8）:747-750.

[125] 王翔岩，齐云，蔡润兰，等. 肉苁蓉多糖的促淋巴细胞增殖作用 [J]. 中国实验动物学报,2009,17（6）:424-427.

[126] 王翔岩，齐云，蔡润兰，等. 肉苁蓉多糖的巨噬细胞活化作用 [J]. 中国药理学通报,2009,25（6）:787-790.

[127] 王晓琴，曹礼，朱艳萍. 肉苁蓉多糖提取工艺及抑菌作用研究 [J]. 安徽农业科学,2009,37（32）:15855-15856.

[128] 王新源，王晓雯，王雪飞，等. 肉苁蓉总苷对 D-半乳糖脑老化模型小鼠海马超微结构的影响 [J]. 中华行为医学与脑科学杂志,2005,14（11）:966-967.

[129] 王彦,张耀春,王立为.肉苁蓉化学成分及改善智力抗衰老研究 [J].中国药物应用与监测,2004,1(2):8-11.

[130] 王义明,张思巨,罗国安,等.用 LC/ESI-MS/MS 研究肉苁蓉与其代用品中的苯乙醇苷类化合物 [J].中国实验方剂学杂志,2001,35(s1):839-842.

[131] 温秀芳,叶苓.肉苁蓉抗衰老作用的研究综述 [J].康复学报,2006,16(5):67-69.

[132] 吴海虹,玄国东,刘春泉,等.肉苁蓉苯乙醇苷的纯化及其抗氧化活性研究 [J].食品科学,2008,29(6):190-193.

[133] 吴向美,屠鹏飞.肉苁蓉多糖 CDP-4 的化学结构研究 [J].北京大学学报(医学版),2004,36(1):24-26.

[134] 武燕,张弘,布仁,等.肉苁蓉多糖对 D-半乳糖所致急性衰老模型保护作用研究 [J].中国药理学通报,2017,33(7):927-933.

[135] 徐宁,欧阳钦.Toll 样受体,NF-κB 与炎症性肠病 [J].国际消化病杂志,2003,23(5):264-267.

[136] 肖迅,张燕.中药有效成分/有效部位治疗溃疡性结肠炎的研究进展 [J].中药药理与临床,2017,33(3):219-223.

[137] 尹若熙,李刚,俞腾飞,等.肉苁蓉多糖对东莨菪碱所致学习记忆障碍模型小鼠在突触可塑性方面的保护作用 [J].中国药理学通报,2014,30(6):801-807.

[138] 杨倩,孙蓉.松果菊苷对血管性痴呆大鼠学习记忆及海马组织 BDNF、TrkB 表达的影响 [J].中药新药与临床药理,2017,28(3):304-309.

[139] 曾群力,郑一凡,吕志良.肉苁蓉多糖的免疫活性作用及机制 [J].浙江大学学报(医学版),2002,31(4):284-287.

[140] 张百舜,鲁学书,张润珍,等.肉苁蓉的通便作用 [J].中药材,1992,15(7):33-35.

[141] 张文俊,李兆申,许国铭,等.细胞凋亡调控蛋白 Bcl-2 和 Bax 在溃疡性结肠炎表达的研究 [J].中华消化内镜杂志,2003,20(4):262-264.

[142] 张振亚,赵泽贞.大肠癌流行病学研究现状及展望 [J].肿瘤防治研究,2000,27(2):154-156.

[143] 章荣华.炎症性肠病的免疫学研究进展 [J].国际免疫学杂志,2000,23(1):57-59.

[144] 郑肖莹.中药治疗大肠癌的研究现状 [J].中成药,1995,17(1):39-40.

[145] 朱晓群,应月强,黄文斌,等.结直肠癌中 TGF-β1 表达与肿瘤浸润转移和血管形成的关系 [J].临床与实验病理学杂志,2004,20(1):79-82.

附　录

附录一：有关专业名词、术语的中英文对照

中文名称	英文名称	英文缩写
转化生长因子-β1	Transforming Growth Factor-β1	TGF-β1
肿瘤坏死因子-α	Tumor Necrosis Factor-α	TNF-α
白细胞介素-6	Interleukin-6	IL-6
核因子-kB	Nuclear Factor-KB	NF-KB
一氧化氮	Nitric Oxide	NO
酶联免疫吸附测定	Enzyme-linked Immunosorbent Assay	ELISA
诱导型一氧化氮合成酶	Inducible Nitric Oxide Synthesis System	iNOS
溃疡性结肠炎	Ulcerative Colitis	UC
克罗恩病（节段性回肠炎）	Crohn's Disease	CD
炎症性肠病	Inflammatory Bowel Disease	IBD
结肠炎相关癌症	Colitis-associated Cancer	CAC
结肠直肠癌	Colorectal Cancer	CRC
环氧化酶-2	Cyclooxygenase-2	COX-2
松果菊苷	Echinacoside	ECH
Toll 样受体 4	Toll-like Receptor 4	TLR 4
流式细胞荧光分选技术	Fluorescence Activated Cell Sorting	FACS
右旋葡聚糖硫酸钠	Dextran Sulfate Sodium	DSS
苏木精-伊红染色	Haematoxylin-eosin Staining	H&E
自然杀伤细胞	Natural Killer Cell	NK

附录二:本领域最近 10 年发表论文一览

[1] 孔令建,赵晶,曲波,等. Survivin、COX-2 及 VEGF 在大肠癌中的表达及与肿瘤微血管密度的关系 [J]. 世界华人消化杂志,2009,17(20):2048-2053.

[2] 吴杨佳子,鹿晓麟,赵琦,等. Arg-1 在大肠炎症相关性肿瘤中的表达及意义 [J]. 实用肿瘤学杂志,2016,30(4):339-345.

[3] 李卫东,林志彬. 灵芝对肠屏障功能保护作用研究进展评述 [J]. 食药用菌,2016,24(6):345-348.

[4] 阿来依·买提卡比力,阿不来提·阿合买提,木塔力甫·艾买提,等. 肠炎相关肠癌小鼠模型及急性肠炎小鼠模型特征研究 [J]. 新疆医科大学学报,2017,40(8):1069-1073.

[5] 高玉艳,赵琦,鹿晓麟,等. 大肠炎促进大肠癌发生发展的实验研究 [J]. 哈尔滨医科大学学报,2017,51(2):118-122.

[6] 李卫东,花宝金. 中医药调控氧化应激防治肠炎癌变的机制研究概况 [J]. 中医杂志,2017,58(23):2059-2064.

[7] 刘新风,徐洪玉,杨道理. 肠癌患者血清 CA19-9、CEA 的变化及临床意义 [J]. 放射免疫学杂志,2013,26(1):104-105.

[8] 朱薇,贺修胜,肖志强,等. RACK1 在大肠癌癌变过程中的表达和意义 [J]. 国际病理科学与临床杂志,2013,33(1):22-27.

[9] 施晓伟,刘文,王群,等. 葛根芩连汤的研究进展 [J]. 贵阳中医学院学报,2013,35(1):21-24.

[10] 陈胜霞,章倩倩,郑力,等. Slit2 促进 DMH/DSS 诱导的

小鼠大肠癌发生发展的实验研究 [J]. 广东药学院学报，2013，29（2）：195-198.

[11] 王少鑫，靳宝锋，崔立红. 锚蛋白重复序列通过 NF-κB 信号通路参与肠炎相关肿瘤的调控 [J]. 世界华人消化杂志，2015，23（2）：189-195.

[12] 陈思铭，成浩，张芸，等. IL-17、IL-6 对 DSS 诱导的小鼠慢性结肠炎结肠癌模型的调控作用的初步研究 [J]. 南开大学学报（自然科学版），2015，48（1）：7-13.

[13] 哈俊，赵丽，郭青龙. 中药抗炎作用和结肠癌的关系 [J]. 江西中医药，2011，42（2）：50-52.

[14] 邹渭洪，付成效，秦旭平. STAT$_4$ 基因缺失增强髓系抑制性细胞动员促进小鼠炎症相关肠癌的发生 [J]. 中南医学科学杂志，2014，42（4）：343-347.

[15] 田雨，李俊霞，田原，等. 炎症性肠病结肠隆起型异型增生影响因素的回顾性研究 [J]. 中国全科医学，2016，19（6）：652-657，665.

[16] 郑海明，赵航，郑萍. 炎症性肠病化学致癌动物模型的研究进展 [J]. 医学综述，2010，16（7）：1005-1008.

[17] 范如英，盛剑秋，赵晓军，等. 溃疡性结肠炎结肠镜监测 25 年发现早期癌变一例 [J]. 临床误诊误治，2010，23（5）：427-429.

[18] 蔡鸿，鲍忠，姜勇，等. 不同影响因素下肉苁蓉中 3 种活性成分的定量分析 [J]. 中草药，2013，44（22）：3223-3230.

[19] 白贞芳，刘勇，王晓琴. 列当属、肉苁蓉属和草苁蓉属植物传统药物学调查 [J]. 中国中药杂志，2014，39（23）：4548-4552.

[20] 王琳琳,李薇,宋新波,等.肉苁蓉中松果菊苷和毛蕊花糖苷的植物雌激素活性研究 [J].天然产物研究与开发, 2015,27(3):377-380.

[21] 刘玉静,刘小莉,刘晓敏,等.松果菊苷对阿尔茨海默病大鼠脑内兴奋性氨基酸的影响 [J].时珍国医国药,2015,26(8):1830-1832.

[22] 田原,邸阳,包翠芬,等.松果菊苷含药血清诱导骨髓间充质干细胞成骨分化及 BMP2 表达的研究 [J].中药药理与临床,2015,31(4):60-64.

[23] 鞠爱华,敖格日乐图,周凯.内蒙古盐生肉苁蓉中松果菊苷和麦角甾苷的含量测定 [J].中华中医药杂志,2011,26(1):178-180.

[24] 魏丽丽,陈虹,姜勇,等.松果菊苷对脑缺血大鼠纹状体细胞外液中单胺类神经递质的影响 [J].中国药理学通报, 2011,27(2):174-177.

[25] 滕立平,慕龙,罗锋,等.管花肉苁蓉粗多糖提取方法及其清除二苯代苦味酰基自由基的效果 [J].贵州农业科学, 2011,39(1):66-68.

[26] 黄勇,郭东锋,骆翔,等.寄生植物肉苁蓉及寄主微量元素的含量研究 [J].光谱学与光谱分析,2011,31(4):1030-1032.

[27] 魏丽丽,陈虹,姜勇,等.高效液相法测定松果菊苷在脑缺血大鼠血浆和脑组织中的浓度 [J].中国药理学通报, 2011,27(5):737-738.

[28] 魏丽丽,陈虹,姜勇,等.松果菊苷对脑缺血大鼠纹状体细

胞外液中去甲肾上腺素含量的影响 [J]. 时珍国医国药,
2011, 22（4）: 783-785.

[29] 刘智勤, 陈鹄汀, 李岩, 等. 肉苁蓉对化疗荷瘤小鼠增效减
毒作用的研究 [J]. 时珍国医国药, 2011, 22（4）: 1037-
1038.

[30] 彭亮, 覃辉艳, 赵鹏, 等. 肉苁蓉茶对小鼠抗疲劳和耐缺
氧能力的影响 [J]. 现代预防医学, 2011, 38（12）: 2362-
2364.

[31] 高占友, 周海涛, 林强. 肉苁蓉对大鼠抗运动性疲劳能力及
脑自由基的影响 [J]. 安徽农业科学, 2011, 39（16）: 9592-
9593, 9595.

[32] 沈映冰, 朱彩燕, 佃少娜, 等. 复方肉苁蓉补肾颗粒药材提
取纯化工艺研究 [J]. 中药材, 2011, 34（5）: 805-807.

[33] 刘晓明, 姜勇, 孙永强, 等. 肉苁蓉化学成分研究 [J]. 中国
药学杂志, 2011, 46（14）: 1053-1058.

[34] 安春娜, 张宏宁, 蒲小平. 肉苁蓉的神经药理学研究进
展 [J]. 中国药学杂志, 2011, 46（12）: 887-890.

[35] 李媛, 宋媛媛, 褚春明, 等. 松果菊苷延缓衰老作用机制研
究 [J]. 中国药学杂志, 2011, 46（14）: 1077-1080.

[36] 张洪泉, 李媛, 宋媛媛. 肉苁蓉多糖对衰老小鼠免疫细胞
和端粒酶活性的影响 [J]. 中国药学杂志, 2011, 46（14）:
1081-1083.

[37] 李剑锋, 闫金玉, 张旭, 等. 肉苁蓉总苷对大鼠嗅鞘细胞
及其分泌神经营养因子的影响 [J]. 中国康复医学杂志,
2011, 26（6）: 543-545.

[38] 齐晓岚,肖海涛,肖雁,等.松果菊苷及异麦角甾苷对神经细胞尼古丁受体表达的影响[J].时珍国医国药,2011,22(7):1561-1563.

[39] 邢晓旭,刘钟杰,韩博.麦角甾苷及松果菊苷对体外培养大鼠成骨细胞 BMP2 基因表达的影响[J].动物医学进展,2011,32(8):45-48.

[40] 谢安,厉世伟,李龙,等.肉苁蓉及淫羊藿对小鼠早期胚胎体外发育的影响[J].江西农业大学学报,2011,33(5):955-959+1011.

[41] 黄宗锈,陈冠敏,赵康涛,等.肉苁蓉的毒性研究[J].中国卫生检验杂志,2014,24(8):1098-1100.

[42] 周俊飞,曹建民,周海涛.大鼠运动性肾脏缺血再灌注损伤及肉苁蓉配伍维生素 C 的保护作用[J].山东体育学院学报,2014,30(2):70-74.

[43] 马婧怡,张万鑫,陈虹,等.松果菊苷对血管性痴呆大鼠氧化应激损伤的保护作用[J].中国药理学通报,2014,30(5):638-642.

[44] 赵东海,张磊,张艳,等.肉苁蓉苯乙醇苷对环磷酰胺致小鼠生精障碍的治疗作用及其机制[J].吉林大学学报(医学版),2014,40(3):612-615.

[45] 靳春丽,毛新民,李琳琳,等.肉苁蓉苯乙醇苷对高原肺动脉高压大鼠肺血流动力学的影响[J].中国实验方剂学杂志,2014,20(12):197-200.

[46] 尹若熙,李刚,俞腾飞,等.肉苁蓉多糖对东莨菪碱所致学习记忆障碍模型小鼠在突触可塑性方面的保护作用[J].

中国药理学通报,2014,30(6):801-807.

[47]　陶义存,李建英,许永华,等.肉苁蓉苯乙醇苷对大鼠高
　　　原肺水肿的防治作用[J].中国实验方剂学杂志,2014,20
　　　(15):134-138.

[48]　张万鑫,马婧怡,陈虹,等.松果菊苷对帕金森病大鼠纹状
　　　体及海马细胞外液中单胺类神经递质的影响[J].中国药
　　　理学通报,2014,30(8):1131-1136.

[49]　丁慧,陈虹,姜勇,等.松果菊苷对阿尔采末病模型大鼠学
　　　习、记忆功能及氧自由基水平的影响[J].中国药理学通
　　　报,2014,30(9):1302-1305.

[50]　马慧,尹若熙,郭敏,等.肉苁蓉多糖对 D-半乳糖致衰老
　　　模型小鼠 CREB 表达的影响[J].中国实验方剂学杂志,
　　　2014,20(20):137-141.

[51]　丁慧,陈虹,姜勇,等.松果菊苷对阿尔采末病大鼠海马、皮
　　　质内神经递质水平的影响[J].中国药理学通报,2014,30
　　　(11):1564-1569.

[52]　雷篪,温韬.松果菊苷对刀豆蛋白 A 所致急性肝损伤小鼠
　　　的保护作用及对细胞外组蛋白的影响[J].解放军医学杂
　　　志,2016,41(2):97-102.

[53]　周亚萍,陆兔林,毛春芹,等.HPLC 法同时测定芪术益气
　　　润肠颗粒中 6 种成分含量[J].中药材,2016,39(1):127-
　　　130.

[54]　由淑萍,赵军,马龙,等.肉苁蓉乙醇提取物抗大鼠免疫性
　　　肝纤维化的作用及其机制[J].中国药理学与毒理学杂志,
　　　2016,30(5):504-510.

[55] 赵卿,张鹏,白宇,等. 松果菊苷通过调控 GFRα1/AKT 信号通路抑制 MPP ～＋诱导的多巴胺能细胞 SH-SY5Y 凋亡 [J]. 中成药,2016,38（6）:1225-1231.

[56] 由淑萍,赵军,马龙,等. 肉苁蓉苯乙醇总苷对血小板衍生生长因子诱导的肝星状细胞增殖的影响及机制 [J]. 中国药理学通报,2016,32（9）:1231-1235.

[57] 李韵菲,刘树英,刘洪章. 松果菊中松果菊苷的检测及分离纯化工艺的研究 [J]. 黑龙江畜牧兽医,2016（17）:202-205.

[58] 王毓杰,康云雪. 松果菊苷和麦角甾苷对血管内皮细胞 EA. hy926 的增殖抑制和凋亡诱导作用 [J]. 中成药,2016,38（10）:2244-2248.

[59] 黄文川,潘宇政,张冉令,朱翠香. 肉苁蓉对气管切开插管大鼠肺部病理及肺泡灌洗液 SP-A 浓度的影响 [J]. 辽宁中医杂志,2016,43（11）:2436-2438.

[60] 邢晓旭,刘钟杰,韩博. 肉苁蓉水提液对大鼠成骨细胞骨形态发生蛋白 2 基因表达的影响 [J]. 中国畜牧兽医,2013,40（1）:17-21.

[61] 李彩虹,刘钟杰,郑世军,韩博,王九峰. 松果菊苷对大鼠成骨细胞胃桥素基因和蛋白质的影响 [J]. 中国畜牧兽医,2013,40（4）:50-55.

[62] 刘春丽,陈虹,姜勇,屠鹏飞,钟明,马婧怡,丁慧,张万鑫,金晓敏. 松果菊苷对脑缺血大鼠海马、纹状体胆碱、乙酰胆碱水平的影响 [J]. 药学学报,2013,48（5）:790-793.

[63] 李欢,宋安齐,薛嘉虹,周艳华. 松果菊苷对血管内皮细胞

损伤的保护作用 [J].西安交通大学学报（医学版），2013，34（3）：387-392.

[64] 张涛，许文胜，贾彦斌，白国荣，高静，崔丽霞，郎力河，张玉娟.肉苁蓉多糖对 THP-1 细胞吞噬作用的影响及其机理研究 [J].生命科学研究，2013，17（2）：148-150，155.

[65] 尹刚，龚道恺，刘帮会，姚长江.肉苁蓉多糖对阿尔茨海默病大鼠学习记忆及氧化应激影响的实验研究 [J].中风与神经疾病杂志，2013，30（6）：504-507.

[66] 尹刚，龚道恺，刘帮会，姚长江.肉苁蓉多糖对阿尔茨海默病模型大鼠的学习记忆能力及海马神经元 Bcl-2 和 Caspase-3 表达的影响 [J].时珍国医国药，2013，24（5）：1091-1092.

[67] 刘春丽，陈虹，姜勇，屠鹏飞.松果菊苷对血管性痴呆大鼠行为学、氧自由基以及胆碱能神经递质代谢速率的影响 [J].中国药理学通报，2013，29（7）：1035-1036.

[68] 罗兰，阿尔孜古丽·吐尔逊，王晓雯.肉苁蓉总苷对 β 淀粉样蛋白 25-35 诱导 PC12 细胞凋亡的保护作用 [J].中国新药与临床杂志，2010，29（2）：115-118.

[69] 陈百泉，刘瑜新，康文艺.人工栽培肉苁蓉保肝和抗氧化活性研究 [J].精细化工，2010，27（4）：342-345.

[70] 李媛，宋媛媛，张洪泉.松果菊苷对衰老小鼠免疫功能和线粒体 DNA 相对含量的影响 [J].中国药理学通报，2010，26（6）：810-813.

[71] 张雁林，艾铁民，徐庆栋，邢俊杰，赵金垣.松果菊苷对大鼠急性肺损伤模型早期干预作用研究 [J].中国职业医学，

2010,37（3）：187-189,193.

[72] 杜娟,陈虹,姜勇,屠鹏飞. 松果菊苷对大鼠脑缺血损伤的保护作用 [J]. 时珍国医国药,2010,21（6）：1324-1325.

[73] 李刚,朱文斌,牛飞,张宏利. 肉苁蓉苯乙醇苷对大鼠精子体外氧化损伤的保护作用研究 [J]. 时珍国医国药,2010,21（9）：2205-2207.

[74] 杜娟,陈虹. 肉苁蓉及其有效成分对脑损伤的保护作用研究进展 [J]. 时珍国医国药,2010,21（9）：2333-2334.

[75] 杨建华,胡君萍,热娜•卡斯木,堵年生. 肉苁蓉苯乙醇总苷对酪氨酸酶活性的抑制作用 [J]. 华西药学杂志,2010,25（5）：533-535.

[76] 刘智勤,陈鹊汀,李岩,宋颖,孙宏丽. 肉苁蓉对化疗荷瘤小鼠造血和免疫功能的影响 [J]. 北京中医药大学学报,2010,30（11）：758-761.

[77] 赵欣,蒲小平,耿兴超. 松果菊苷对帕金森病模型小鼠黑质纹状体蛋白表达影响的双向电泳分析 [J]. 中国药理学通报,2008,24（1）：28-32.

[78] 木合布力•阿布力孜,毛新民,热娜•卡斯木,马淑燕,Leininger-Muller B., Gérard SIEST. 肉苁蓉总苷在 HL-60 细胞中的抗氧化活性研究 [J]. 中国药理学通报,2008,24（3）：362-364.

[79] 吴海虹,玄国东,刘春泉,胡秋辉. 肉苁蓉苯乙醇苷的纯化及其抗氧化活性研究 [J]. 食品科学,2008,29（6）：190-193.

[80] 齐晓岚,顾然,郝小燕,单可人,任锡麟,官志忠. 肉苁蓉对

抗 β- 淀粉样肽神经细胞的毒性作用研究 [J]. 中国医院药学杂志, 2008, 28（6）: 440-442.

[81] 张洪泉, 翁晓静, 陈莉莉, 李心. 管花肉苁蓉麦角甾苷对衰老小鼠端粒酶活性和免疫功能的影响 [J]. 中国药理学与毒理学杂志, 2008, 22（4）: 270-273.

[82] 尹刚, 王贵林, 余万桂, 晏年春, 张道明. 肉苁蓉对感染性休克大鼠肝线粒体能量代谢的影响 [J]. 中药药理与临床, 2008, 24（3）: 69-71.

[83] 马志国, 杨中林, 冯云鹏. 大鼠口服松果菊苷粪便中代谢物的 HPLC-MS～n 分析 [J]. 中国天然药物, 2008, 6（5）: 387-390.

[84] 玄国东, 刘春泉. 肉苁蓉苯乙醇苷对 D- 半乳糖致衰老模型小鼠的抗衰老作用研究 [J]. 中药材, 2008, 31（9）: 1385-1388.

[85] 何文君, 方泰惠, 屠鹏飞. 松果菊苷的药理研究进展 [J]. 中国中药杂志, 2009, 34（4）: 476-479.

[86] 匡荣, 孙意国, 邓同乐, 郑筱祥. 松果菊苷对过氧化氢损伤的 PC12 细胞的保护作用及机制研究 [J]. 中国药理学通报, 2009, 25（4）: 515-518.

[87] 王翔岩, 齐云, 蔡润兰, 李晓红, 杨美华, 石钺. 肉苁蓉多糖的巨噬细胞活化作用 [J]. 中国药理学通报, 2009, 25（6）: 787-790.

[88] 杨建华, 胡君萍, 热娜·卡斯木, 堵年生. 肉苁蓉属植物中六种苯乙醇苷类化合物抗氧化活性的构效关系研究 [J]. 中药材, 2009, 32（7）: 1067-1069.

[89] 艾尼·库尔班,穆赫塔尔·伊米尔艾山,库尔班·吾斯曼,萨提瓦力地·赫力力,夏热帕提·吐尔孙. 维吾尔传统保健药材肉苁蓉中营养成分、微量元素含量的测定 [J]. 食品工业科技,2009,30（9）:289-291.

[90] 王晓琴,曹礼,朱艳萍. 肉苁蓉多糖提取工艺及抑菌作用研究 [J]. 安徽农业科学,2009,37（32）:15855-15856,15878.

[91] 丁燕,张开梅,苍小鑫,孙浩,萧伟,朱靖博. 肉苁蓉属化学成分及生物活性研究进展 [J]. 大连工业大学学报,2016,35（6）:395-402.

[92] 陆艳,张亚杰,阮杰,周芙琼,朱维娜,陈畅,唐莉莉,梁艳,赵杨. 肉苁蓉颗粒剂对帕金森病大鼠模型黑质纹状体多巴胺能神经元的保护作用研究 [J]. 中华中医药学刊,2016,34（12）:2927-2931.

[93] 王智民,刘晓谦,李春,毛淑杰. 荒漠肉苁蓉的药食两用历史述要 [J]. 中国药学杂志,2017,52（7）:525-529.

[94] 杨倩,孙蓉. 松果菊苷对血管性痴呆大鼠学习记忆及海马组织 BDNF、TrkB 表达的影响 [J]. 中药新药与临床药理,2017,28（3）:304-309.

[95] 尉大为,葛锌雨,刘奕含,张志成,唐朝,田原. 松果菊苷诱导骨髓间充质干细胞向成骨细胞分化的研究 [J]. 中药药理与临床,2017,33（2）:48-52.

[96] 武燕,张弘,布仁,马慧,苏苗,李刚. 肉苁蓉多糖对 D-半乳糖所致急性衰老模型保护作用研究 [J]. 中国药理学通报,2017,33（7）:927-933.

[97] 巴雪丽,张爱莲,黄炯,曹辉,赵兵,王丹阳. 新疆野生荒漠肉苁蓉粗多糖对口蹄疫疫苗免疫小鼠的佐剂效应 [J]. 畜牧兽医学报,2017,48(8):1535-1542.

[98] 苗鑫,张弘,布仁,武燕,刘丹丹,张晓菲,赵国君,李刚. UPLC/Q Exactive MS 检测肉苁蓉多糖促 PC12 细胞释放神经递质的方法研究 [J]. 药物分析杂志,2017,37(9):1667-1674.

[99] 张雨荷,王丽超,屠鹏飞,曾克武,姜勇. 肉苁蓉低分子糖对巨噬细胞激活作用的研究 [J]. 中国中药杂志,2017,42(21):4207-4210.

[100] 范亚楠,黄玉秋,贾天柱,王佳,拉斯卡,史辑. 肉苁蓉炮制前后对衰老模型大鼠抗衰老及免疫功能的影响 [J]. 中华中医药学刊,2017,35(11):2882-2885.

[101] 林敏,张鑫,吴冬青,安红钢,任雪峰. 肉苁蓉提取液对 N0_2~-清除作用的体外实验研究 [J]. 食品工业科技,2012,33(2):126-129,133.

[102] 钟明,陈虹,姜勇,屠鹏飞,刘春丽,张万鑫,马静怡,丁慧. 松果菊苷对脑缺血大鼠纹状体细胞外液中氨基酸水平的影响 [J]. 中国药理学通报,2012,28(3):361-365.

[103] 钟明,刘春丽,陈虹,姜勇,屠鹏飞,魏丽丽,刘斐. 松果菊苷对脑缺血大鼠纹状体细胞外液中羟自由基含量的影响 [J]. 中国药学杂志,2012,47(5):343-346.

[104] 周海涛,曹建民,林强. 肉苁蓉对大鼠力竭游泳能力和心肌线粒体抗氧化能力的影响 [J]. 中国实验方剂学杂志,2012,18(6):229-233.

[105] 吴爱芝,林朝展,赵小宁,卓嘉琳,祝晨蔯.肉苁蓉苷F与牛血清白蛋白相互作用的光谱学研究[J].中国中药杂志,2012,37(10):1392-1398.

[106] 钟明,陈虹,姜勇,屠鹏飞,刘春丽,魏丽丽.松果菊苷对脑缺血大鼠双侧脑组织中单胺类神经递质的影响[J].中国新药杂志,2012,21(11):1283-1287.

[107] 周海涛,曹建民,林强.肉苁蓉对运动训练大鼠睾酮含量、物质代谢及抗运动疲劳能力的影响[J].中国药学杂志,2012,47(13):1035-1038.

后 记

　　值本书完成之际,衷心感谢我的导师郭玉海教授(中国农业大学)、杜才干教授(英属哥伦比亚大学),感谢二位老师的悉心指导和大力支持。正是他们对我的关心和协助,才有了今天本书的完成。

　　我的导师郭玉海教授,对中国传统中药材肉苁蓉有着浓厚的兴趣,长期致力于肉苁蓉的栽培驯化及高产研究,并因此独特的课题研究方向吸引凝聚了五湖四海的几十位莘莘学子。在与北京大学药学院屠鹏飞教授的合作下,"肉苁蓉系统研究与产业化推广应用"的项目获得 2017 年度中华中医药学会科学技术奖一等奖。时至今日,郭老师的研究团队已对荒漠肉苁蓉、管花肉苁蓉及其寄主梭梭和柽柳进行了系统的生物学、人工种植、采收加工、质量控制等研究和产业化推广;系统阐明了肉苁蓉传统功效的物质基础和作用机制,发现了肉苁蓉提高学习记忆能力、抗老年痴呆症和帕金森病、提高免疫功能、抗衰老等新的药理作用。肉苁蓉相关产品的研发和后续产业的发展,也将带来巨大的生态效益、经济效益和社会效益。

　　本书的主要研究成果来自于博士期间,获得国家留学基金委的公派联合培养博士支持后,在加拿大英属哥伦比亚大学、温哥华总医院、温哥华前列腺研究中心完成的研究结果。从课题的设计、实验的实施、论文的发表，到今天本书的完成，无不凝聚了两位导师的心血。郭老师对科学和教育工作的热爱感染着我，杜老师对科学研究的认真执着和严谨作风影响着我，他们将是我今后学习的榜样。

实验实施基本在英属哥伦比亚大学杜才干教授的实验室进行，有关动物实验和细胞培养等方面的实验操作，得到了实验室高级实验助理关秋农老师的热心帮助和指导，在此表示衷心的感谢！

最后，感谢我的父母和妹妹给我的精神支持，他们对我做出选择的理解和支持是我不断努力的动力；感谢我的爱人，在我实验和书稿写作过程中给予的鼓励和帮助。来自家庭的和睦幸福是我快乐的源泉，在此向他们说声："谢谢！"

谨以本书的顺利完成作为对所有关心帮助我的老师、同学、朋友最真诚的感谢！

贾亚敏

2018 年 1 月